SŒUR DE MON AMI

Lévi Orion

1

Cedric von Hohenburg, un étudiant munichois de dix-huit ans, a été autorisé à partir en vacances avec la famille de son meilleur ami Harry.

Depuis près de trois mois, il suppliait ses parents de le laisser partir avec eux. Après trois heures de route, ils atteignirent le Zillertal en Autriche.

Pour Cédric, le trajet s'est envolé alors qu'il était assis blotti contre la sœur de Harry sur le siège arrière de la voiture. La mince Anna devait s'asseoir au milieu, ce qui ne la ravissait pas.

Le camping Mayrhofen est situé dans un endroit calme et ensoleillé à la limite nord de la petite ville, juste à la lisière de la forêt. La première nuit avait été merveilleuse.

Cédric n'avait jamais dormi dans une tente auparavant. La plupart du temps, il avait regardé le ciel étoilé clair. Il n'avait même pas montré d'intérêt pour les divers magazines sexuels qu'Harry voulait lui montrer . Il ne s'endormit que le matin. Aujourd'hui, ils avaient passé presque exclusivement des randonnées à travers les montagnes du Zillertal. Le paysage était d'une beauté fantastique, le temps ensoleillé et chaud.

Marcel Plessen, le père de Harry, était un alpiniste expérimenté et pouvait en dire beaucoup sur la nature.

Cédric était complètement content.

Jusqu'à présent, il ne connaissait les feux de camp et les camps de tentes que par les livres. Il avait toujours rêvé de vivre quelque chose comme ça lui-même.

Le soir, ils réchauffaient le grill.

Carolin Plessen, la mère de Harry, s'est occupée de la nourriture.

Il faisait si chaud que tout le monde ne portait que des vêtements légers. Pour qu'il puisse bien surveiller Anna. La sœur de Harry, âgée de vingt et un ans, portait ses longs cheveux bleu-noir en queue de cheval. Le t-shirt moulant laissait entrevoir ses seins fermes.

Mais Carolin, la mère de la ronde, avait aussi beaucoup à offrir. Elle était toujours drôle et joyeuse, plaisantait avec tout le monde et s'amusait à taquiner tout le monde. Son T-shirt suggérait une taille de buste encore plus grande. Carolin avait aussi les cheveux noirs et une très belle silhouette pour ses trente-neuf ans.

Harry donna un coup de coude à Cédric avec un sourire.

« Alors, que penses-tu des seins de ma sœur ? Il murmura.

"Ils sont plutôt géniaux," répondit Cédric, légèrement embarrassé. Il ne voulait pas dire à son meilleur ami qu'il était secrètement amoureux d'Anna.

Après le dîner, Carolin suggéra de faire griller des bananes sur ce qui restait de la braise. Juste avant que les fruits ne soient prêts, le temps a changé. Cela s'est produit dans les montagnes en quelques minutes.

C'était juste une chaude soirée d'été, puis le ciel s'est assombri et un orage s'est approché. Ils se sont précipités pour ranger le matériel dans les tentes. Avant que la pluie ne commence, ils ont fui vers leurs tentes.

Les parents de Harry dormaient dans une grande tente qui offrait suffisamment d'espace pour les bagages et l'équipement. Harry et Cédric vivaient dans une tente beaucoup plus petite. Anna a insisté pour avoir son propre endroit pour dormir, alors elle a dormi dans une petite tente qui ne pouvait accueillir qu'une seule personne.

Harry avait souvent fait l'expérience de la pluie en campant. Ses parents choisissent ce type de vacances depuis des années. Il a rampé dans son sac de couchage et a feuilleté sa collection porno.

Malgré le violent orage, Harry s'endormit rapidement. Cédric, quant à lui, écoutait le bruit des gouttes et le chant du vent. Il ne cessait de penser à Anna. Il rêvait depuis longtemps de la sœur d'Harry.

Elle était son amour secret, son modèle secret de branlette.

Même Harry ne le savait pas.

Anna était presque aussi grande que lui. Il a été particulièrement séduit par ses longs cheveux bleu-noir. Lorsqu'elle le portait ouvert, il pendait à ses hanches. La couleur a changé d'un bleu-noir à un noir de jais en fonction de la lumière du soleil. Cédric connaissait toutes les nuances de couleur.

Quelque chose d'autre le fascinait chez Anna. C'était ses longues jambes qui se terminaient par un bas en forme de cœur. Inconsciemment, il attrapa son meilleur morceau quand il pensa à Anna et le massa. Il se mit à rêver, le rôle principal était joué par la sœur aînée de son ami, comme toujours.

Un bruit l'arracha à ses fantasmes !

La tente était ouverte de l'extérieur. Cédric attrapa précipitamment la lampe de poche tout en remontant son pantalon, ce qui n'était pas si facile dans le sac de couchage. Dans la pénombre, il vit Anna ramper dans la tente avec son sac de couchage.

« Bonjour Cedy, ma tente fuit. Comment allez-vous?"

"Je pense que nous allons bien."

"Harry est probablement endormi comme d'habitude, pas même une tempête ne peut l'arrêter. Puis-je m'allonger avec toi ? Je ne veux pas aller dans la tente principale de mes parents."

"Oui bien sûr."

Cédric a filé sur le côté aussi loin qu'il le pouvait. Anna posa son sac de couchage à côté de lui et rampa à l'intérieur. Il éteignit à nouveau la lampe torche.

« As-tu froid aussi ? murmura-t-elle doucement.

"Non, j'ai chaud."

"C'est l'avantage des jeunes hommes, ils sont chauds tout le temps."

Elle gloussa doucement à sa propre phrase.

"Je frissonne."

"Si tu avais quelques kilos en plus, tu n'aurais pas froid," répondit tranquillement Cédric.

« Alors il n'y aurait pas autant d'hommes qui me siffleraient !

Cédric pouvait presque voir son sourire malicieux. Comme toujours, elle s'était débrouillée pour qu'il ne trouve pas de réponse amusante. Il se sentait timide avec elle, comme un adolescent pubère.

Rien n'a bougé pendant longtemps.

Il pensait n'entendre le claquement de ses dents qu'occasionnellement.

« J'ai si froid. Puis-je me réchauffer avec toi ?

Cédric se fige. Que voulait-elle?

"Euhhh... qu'est-ce que tu veux dire ?"

Il se tourna sur le côté pour faire plus de place au sac de couchage d'Anna. Mais elle ne s'est pas rapprochée avec son sac de couchage. Il se figea lorsqu'il l'entendit ouvrir son sac de couchage. Puis le bruit à nouveau. Mais cette fois, c'était la fermeture éclair de son propre sac de couchage. Elle grimpa jusqu'à lui et s'installa confortablement à côté de lui. Elle referma rapidement le zip.

Un peu plus tard, il sentit ses pieds froids. Ils étaient comme des morceaux de glace.

"Hm, il fait vraiment beau et chaud là où tu vis."

Elle se tourna sur le côté et le serra fort contre lui. Cédric n'ose pas bouger. Il gisait là, paralysé. Il faisait lentement plus chaud dans le sac de couchage.

"Cedy, tu es un bon poêle. J'ai déjà beaucoup plus chaud."

Il renifla, sentit son parfum, se tourna vers elle et posa sa main sur sa hanche. Anna se serra immédiatement contre lui. Elle lui prit la main et la posa sur son ventre. Son pouce reposait juste en dessous de sa poitrine.

Ce contact augmenta sa confusion et énerva son pantalon. Lentement mais inexorablement son érection augmenta. Il sentait qu'il devait faire quelque chose bientôt. Son membre s'était perdu dans son slip, était courbé et commençait à lui faire mal.

Anna, d'autre part, semblait accueillir la croissance dans son pantalon. Elle pressa ses fesses de plus en plus fort contre lui. Cédric était mal à l'aise avec ça, il était timide et nerveux. Quand, après quelques contorsions, il eut enfin libéré son membre de la situation forcée, il poussa un soupir de soulagement et s'appuya à nouveau contre Anna.

"Cedy, ça fait du bien," murmura-t-elle.

Il réfléchit à quoi dire, mais encore une fois, il ne pouvait penser à rien.

Anna, d'un autre côté, semblait trop à l'aise. Elle frotta ses fesses contre son membre de plus en plus fermement. Elle prit sa main et la posa sur sa poitrine. Il n'était que trop heureux de l'attraper.

Tandis qu'il palpait timidement la chair de son buste, elle chercha de la main un passage dans son pantalon.

"Cedy, c'est une bonne surprise. Je ne m'attendais pas à ce que tu sois aussi grande et ferme."

"Arrêtez avec le cedy. Ça ressemble à un animal en peluche, tellement enfantin."

"Oh allez, le nom te va bien. Je trouve que l'acronyme est mignon."

Il n'en croyait pas ses oreilles. Qu'a-t-elle dit?

Avez-vous pensé que son nom était mignon?

Son pouls s'accéléra.

Pendant qu'il y réfléchissait encore, ses doigts firent leur travail, examinant ses seins. Elle ne semblait pas porter de soutien-gorge sous son haut de survêtement.

Soigneusement, il chercha la fermeture éclair pour ouvrir la veste. Après de longues recherches, il finit par le trouver. Il la tira lentement, mais rien ne bougea. Ce n'est qu'avec leur aide qu'il a été possible d'ouvrir la veste.

Alors qu'il explorait les courbes douces, Anna était plus intéressée par la dureté de sa bite.

Elle l'a massé de plus en plus fort !

Cédric a pris cela comme une approbation pour poursuivre ses propres explorations. Anna avait définitivement beaucoup plus de seins qu'il n'en avait jamais mis sous la main. Ce qu'il aimait, ce n'était pas seulement la taille, mais aussi la fermeté, comme celle d'un athlète. Elle avait des seins ronds mais confortablement doux.

Soudain, elle arrêta ses doigts tâtonnants.

"Lent et plus doux. La poitrine doit durer plus longtemps. Ne l'écrasez pas la première fois."

Elle lui montra comment elle l'imaginait.

Le soulagement se répandit en lui alors qu'elle lâchait son membre. Il savait par ses nombreuses auto-expériences qu'il était déjà sur le point de jouir. Il poussa un soupir de soulagement quand son excitation fut un peu retombée.

Anna était une bonne enseignante.

Avec ses doigts, il a rapidement appris à manipuler ses seins. Soudain, il sentit une structure petite mais d'autant plus dure entre ses doigts. Perplexe, ses doigts examinèrent la nouveauté. Anna gémit doucement alors qu'il fait rouler ses mamelons excités entre ses doigts. Mais la plus grande surprise était encore à venir.

"Je pense que je dois enlever ma veste. J'ai déjà si chaud."

Anna a soudainement commencé à se déshabiller!

Ce qui n'était pas si facile dans le sac de couchage serré. Quand elle y parvint enfin, elle se tourna vers Cédric.

"Voulez-vous continuer à jouer avec mes seins? Ce n'était pas mal ce que vous faisiez là-bas avant. Mais vous ne devez pas redevenir brutal."

Cédric n'y croyait pas !

Son rêve est devenu réalité !

Anna voulait qu'il joue avec ses seins nus.

Il commença soigneusement à caresser ses courbes fermes. Elle semblait d'accord avec ses tentatives timides. Lentement, il est devenu plus audacieux et a osé saisir un peu plus fort. Quand il a senti ses mamelons durcir à nouveau, il a réalisé un autre rêve.

Il baissa la tête et lécha ses mamelons avec le bout de sa langue.

"Tu te débrouilles à merveille, Cedy, tu es un vrai expert."

Des éclairs soudains et un fort tonnerre interrompirent son jeu alors qu'Harry commençait à se tourner et à se retourner dans son sommeil. Il ne s'est pas réveillé, s'est juste retourné plusieurs fois, puis a semblé profondément endormi à nouveau.

Cédric a recommencé à lui caresser les seins quand ils ont entendu la voix de leurs parents.

« Anna ? Où es-tu ? son père a appelé.

"Je suis ici avec Harry et Cédric. Il pleut dans ma stupide tente. Le tissu a fui."

"Est-ce que ça va?" demanda Caroline, sa mère.

"Oui, bien sûr. Tout va bien. Mon sac de couchage est resté au sec. C'est un peu serré, mais ça va."

"D'accord, bonne nuit alors. Nous allons jeter un œil à ta tente demain", a déclaré son père.

Cédric prit une profonde inspiration. Il avait déjà peur que ses parents regardent dans la tente et les trouvent ensemble dans un sac de couchage.

"Cedylein, tu ne veux pas enlever ta chemise aussi ?" Anna le ramena au présent.

"Euh... tu veux vraiment dire... euh... je..."

"Allez, il fait si chaud ici."

Docilement mais incertain, il entreprit d'enlever sa chemise.

Anna sembla lire correctement sa réaction.

« Cedy, l'as-tu déjà fait ? »

"Qu'est-ce que... euh... tu veux dire ?"

"Sexe."

"Oui... non... pas vraiment."

"Aimez-vous?"

"Avec vous?" balbutia-t-il, complètement anxieux.

« Y a-t-il une autre femme présente ?

"Non."

« Alors ? En avez-vous envie ? »

"Oui... euh... mais je ne sais pas... euh."

Anna caressa doucement sa joue.

"Ne t'inquiète pas, je vais te montrer comment faire."

Cédric déglutit. Il voulait coucher avec une femme depuis si longtemps. Et maintenant ça ! Le rêve de ses nuits blanches, sa déesse secrète elle-même, lui proposa de coucher avec lui.

Mais à quelques centimètres seulement dormait son meilleur ami, qui pouvait se réveiller à tout moment. De plus, ses parents dormaient dans la tente à côté. Et il n'avait même pas de préservatif sur lui. Jamais de sa vie il n'aurait pensé qu'il en aurait besoin ici.

Anna semblait capable de lire dans ses pensées.

« Ne sois pas nerveux. Une fois qu'Harry s'endort, rien ne le réveillera aussi facilement. Mes parents sont eux-mêmes occupés, ils baisent tous les soirs en vacances. As-tu un préservatif ?

« Non... euh... je ne pensais pas que je coucherais avec une femme ici en vacances. En fait, je pensais plutôt qu'une fille ne coucherait jamais avec moi.

"Ce n'est pas grave ! J'en ai apporté un de ma tente."

"Comment venir?"

"Je te voulais."

Encore une fois, il n'obtint aucune réponse. Sa proximité et sa franchise l'ont laissé sans voix. Elle fouilla dans son pantalon et trouva bientôt ce qu'elle cherchait.

"Décontractez-vous."

Cédric prit une profonde inspiration et l'expira à nouveau.

Comment devrait-il se détendre dans cette situation ?

Anna a sorti le préservatif de l'emballage et l'a glissé sur son pénis dur.

"En fait, on n'a pas besoin de préservatif. Je prends la pilule, mais comme ça on ne tachera pas ton sac de couchage."

Habilement, elle vérifia l'ajustement du préservatif. Ce contact le fit presque jouir. Son sperme était déjà devant son gland, prêt pour la liberté. Anna le laissa partir juste à temps.

Elle se blottit contre lui et commença à l'embrasser. Timidement, il lui rendit son contact. Ses lèvres étaient chaudes et douces. Il n'y avait là rien d'hésitant ni d'incertain. Elle savait ce qu'elle voulait. Lentement mais sûrement, il lui rendit son baiser. Il entrouvrit les lèvres et toucha timidement le bout de sa langue contre sa bouche.

Comme c'est bon, comme ça sent bon.

Son cœur battait la chamade.

Elle se pressa contre lui et frotta son corps mince contre lui. Quand il a voulu s'allonger sur elle, elle a refusé.

« Prends ton temps. Je ne m'enfuis pas.

Attends, comment devrait-il attendre ?

Son rêve vient de se réaliser !

Mais Anna savait comment l'arrêter. Elle l'embrassa et le caressa. Puis elle guida sa main entre ses jambes. Curieux, ses doigts touchèrent ses poils pubiens.

Anna frissonna à son contact et gémit doucement.

Ses cheveux intimes ont été coupés à un maximum d'un centimètre. Du bout des doigts, il pouvait sentir qu'elle était complètement rasée au bord et autour de ses lèvres. Il semblait n'y avoir qu'un petit triangle.

Anna gémit doucement quand son doigt pénétra dans son vagin pour la première fois, plutôt involontairement.

"Tu te débrouilles bien, Cedylein."

Elle posa sa main sur la sienne et pressa son doigt profondément en elle.

"Déplace ton doigt doucement en moi," ordonna-t-elle.

Il n'avait pas besoin qu'on le lui dise deux fois. Il a poussé son majeur profondément dans sa chatte humide, est resté immobile, l'a tordu un peu, puis l'a retiré à nouveau pour pénétrer à nouveau.

Anna respirait de plus en plus vite. Elle pressa son visage contre son épaule pour ne pas gémir trop fort.

"Cedy, maintenant je veux ressentir quelque chose de différent en moi."

Elle sortit son doigt de son fourreau et grimpa sur lui.

L'étanchéité du sac de couchage les serrait étroitement l'un contre l'autre. Cédric prit ses seins fermes en coupe avec ses deux mains. C'était mieux que ce qu'il avait imaginé dans ses rêves les plus fous.

Elle bougea son corps élancé et se pressa fermement contre son membre. Et avant qu'il ne s'en rende compte, elle avait atteint son but.

Lentement son pénis raide a pénétré son vagin !

Cédric était complètement submergé par ce sentiment. Il savait qu'il n'y avait plus moyen de l'arrêter maintenant. Il a poussé son bassin fort contre son corps à quelques reprises.

Au bout de quelques secondes il explosa en gémissant bruyamment tout en continuant à lui masser les seins. Anna posa sa main sur sa bouche, étouffant son explosion.

« Cedy ! Cedy ! Tu fais partie des troupes très rapides.

Cédric tressaillit, retirant ses mains de sa poitrine quand il entendit cela. Au fond de lui, il souhaitait ne jamais l'avoir laissée dans son sac de couchage. Il ressentait une profonde tristesse, il pensait qu'il avait complètement échoué. Des larmes se sont formées dans ses yeux.

Anna réalisa instinctivement qu'elle avait fait une erreur. Elle se pencha en avant et l'embrassa doucement sur la bouche. En même temps, elle a recommencé à bouger son bassin. Elle tenait toujours son sexe dans son fourreau.

« Ceddy, je suis désolé. Je ne voulais pas te faire de mal. C'est stupide ce que j'ai dit. Je suis vraiment désolé.

Elle l'embrassa à nouveau sans arrêter le mouvement de son bassin ne serait-ce qu'une seconde.

Des larmes coulaient sur les joues de Cédric. Son pire cauchemar était devenu réalité. Il était venu trop tôt et l'avait déçue.

Anna s'allongea à côté de lui et essaya de le réconforter. Il lui tourna le dos et sanglota. Elle le caressa doucement. Mais il lui a fallu du temps pour surmonter cette déception.

"Reviens me faire face à nouveau," lui fit-elle signe.

Il se retourna avec hésitation.

"J'étais stupide ce que j'ai dit. Je suis vraiment désolé."

Elle l'embrassa doucement, tendrement et plein d'émotion. Cédric se sentit se détendre. Les doigts d'Anna avaient trouvé leur chemin jusqu'à son membre.

"Je pense que nous devrions acheter un nouveau préservatif."

Elle a doucement retiré le caoutchouc de son pénis. Avec sa culotte, elle a essuyé son sperme.

Elle l'embrassa et caressa sa queue avec ses ongles. C'était incroyable!

À sa grande surprise, il a de nouveau eu une érection. Anna a immédiatement enroulé un nouveau préservatif sur son pénis dur.

Elle ne lui laissa pas le temps de réfléchir davantage, grimpa de nouveau sur lui. Il attrapa immédiatement ses seins à nouveau.

« Aimez-vous mes seins ?

"Oui, il est beau, presque aussi beau que toi."

At-il vraiment dit ça?

Il se sentit rougir de gêne. Heureusement, elle ne pouvait pas voir cela dans l'obscurité de la tente.

Anna se pencha vers lui et l'embrassa. Elle appréciait son compliment. Cela sonnait si différent de ce qu'elle savait. Un peu honnête. Les compliments de la fin n'avaient tous eu qu'un seul but, la mettre au lit.

Cédric se presse contre elle et après quelques tentatives son membre pénètre à nouveau dans son vagin.

« Cédric ?

"Oui Anna?"

"Ne te crispe pas inutilement. Si tu viens, alors tu viens. Aussi simple que ça."

"Et tu?"

"Ne vous inquiétez pas. J'en aurai pour mon argent. Continuez simplement à être un si cher Cedylein."

Après un autre baiser, elle s'assit et commença à bouger. Elle accompagnait chacun de ses mouvements de bassin d'une prise ferme sur son membre.

Cela ne dura pas longtemps et Cédric gémit de plus en plus fort. Anna posa une main sur sa bouche pour étouffer ses bruits. Son annulaire glissa dans sa bouche. Il a immédiatement commencé à lui sucer le doigt. sucer. Surprise, Anna remarqua qu'elle était incroyablement excitée.

Il prit ses fesses fermes dans ses mains. Il la massa, pressa, frotta et trouva sa rosette du bout des doigts.

Anna espérait que cela resterait ainsi, car elle trouvait la stimulation anale sans intérêt. Mais aujourd'hui, c'était complètement différent !

Cédric n'essaya pas d'insérer son doigt en elle. Son massage était si excitant qu'elle aussi avait du mal à ne pas faire de bruit. Encore et encore, il pressa fermement son doigt contre son sphincter, mais il ne fit rien de plus.

Il se déplaçait de plus en plus violemment sous elle. Anna attendait avec impatience sa prochaine éjaculation. Elle aimait quand elle pouvait sentir la chaude récompense de ses efforts. Mais cette fois, cela devrait être différent.

Les doigts de Cédric l'excitaient d'une manière qu'elle n'avait jamais vue auparavant.

Ses doigts glissèrent plus rapidement et avec plus d'excitation sur son entrée arrière.

Soudain, elle est submergée par un énorme orgasme !

Elle s'appuya sur sa poitrine et chevaucha sauvagement son énorme bite.

L'excitation lui fit tout oublier. Elle ne sentit que l'orgasme approcher. Anna haleta et gémit.

Cédric était toujours piégé par sa peur de décevoir la femme de ses rêves. Il voulait se retenir, mais son excitation augmentait à chaque mouvement.

Il appuya son bassin contre son ventre de plus en plus violemment, tandis que ses doigts continuaient de glisser sur sa rosette. Anna se pencha en arrière, ses mains enroulées autour de ses seins, laissant les poussées violentes la porter. Sans avertissement, son doigt pénétra son sphincter.

Anna hoqueta sous le choc.

Harry se tournait et se retournait sans cesse dans son sommeil. Les bruits forts dans la tente perturbaient son sommeil. Au moment où il se réveillait, Anna s'est effondrée.

Elle tomba sur Cédric et l'embrassa durement.

Elle n'avait jamais connu un orgasme aussi violent !

Cédric était fou. Il poussait son bassin contre son ventre de plus en plus violemment, tandis que leurs langues exécutaient une danse endiablée.

Harry se réveilla brièvement.

Il sentit le parfum d'Anna. Il a avidement aspiré profondément l'odeur, mais s'est ensuite retourné de l'autre côté et s'est penché à nouveau.

Il ne remarqua pas ce qui se passait dans la tente, tout comme les deux ne remarquèrent pas qu'Harry s'était brièvement réveillé.

Cédric n'a pas remarqué son orgasme. Il était trop occupé par ses propres sentiments. Ce n'est que lorsqu'il se fut déchargé avec de violents gémissements qu'il remarqua qu'Anna était allongée sur lui, étourdie.

"Cedy ! Cedy ! C'était génial," lui murmura-t-elle à l'oreille, mordillant doucement le lobe de son oreille.

Bien qu'il ait apprécié la sensation, elle est vite devenue trop lourde pour lui. Anna s'allongea à côté de lui et se blottit dans le creux de son bras.

"Je vais me glisser dans mon sac de couchage et dormir encore quelques heures. Il ne reste pas grand-chose de la nuit. Il était beau, Cedy. Si tu veux, on recommencera bientôt. Tu aimes ?

"Oui... bien sûr... je ne peux rêver de rien de plus beau."

"Donnez-moi un autre baiser," demanda-t-elle tendrement.

Un baiser sous-entendu s'est transformé en un câlin affectueux. Il hésitait à laisser partir sa déesse. Mais c'était mieux ainsi. Que se passerait-il si Harry les retrouvait ensemble dans leurs sacs de couchage demain ? Ils se sont rapidement rhabillés. Tout le monde était allongé dans son sac de couchage.

Cédric se tourna vers le mur de la tente et savoura une fois de plus le souvenir de la soirée. Le parfum d'Anna était suspendu dans le sac de couchage, il le sentit avec plaisir.

« Dors bien, mon cédyle.

"Bonne nuit Anne."

Il était tellement épuisé qu'il s'endormit bientôt. Anna resta immobile dans son sac de couchage et écouta sa respiration. Lorsqu'elle fut sûre que Cédric s'était endormi, elle déboutonna son jean et commença à caresser ses courts poils pubiens.

Elle pensa à la soirée.

Elle avait remarqué toute la soirée que Cédric la surveillait en secret. Elle avait aimé le petit ami timide de son frère depuis le début. Bien sûr, il était trop jeune pour elle et elle n'avait jamais pensé à coucher avec lui. Mais aujourd'hui, elle en avait juste envie.

Et Cédric était juste un gentil garçon. Il était mince avec un corps musclé et athlétique et des cheveux brun foncé. Dès le début, elle a trouvé ses yeux verts brillants très intéressants. Ils rayonnaient de passion, de sentiment et de chaleur.

Dommage qu'il n'ait que dix-huit ans. À vingt et un ans, il n'y avait aucun moyen qu'elle puisse s'impliquer avec un jeune comme ça.

Pendant qu'elle réfléchissait, elle n'arrêtait pas de se caresser. Maintenant, elle plongea un doigt dans sa fente. Son excitation augmenta rapidement. Un peu plus tard, elle a atteint un autre orgasme.

Avec difficulté, elle réussit à ne pas gémir bruyamment, comme elle en avait l'habitude. Elle a mis du temps à se calmer.

"Cedylein, tu as quelque chose. Je devrais faire attention ou je tomberai amoureuse de toi," murmura-t-elle.

Elle s'est endormie les mains entre les jambes.

Anna s'est réveillée la première.

Elle avait toujours une main entre ses jambes. Elle sourit en repensant à la nuit précédente. C'était une bonne idée qu'elle se soit glissée dans son sac de couchage pour se réchauffer. Maintenant, elle devait jeter les préservatifs aussi vite que possible avant que son frère ne se réveille.

Aussi silencieusement que possible, elle quitta la tente et s'en alla dans la forêt.

La pluie d'hier avait provoqué un fort refroidissement. Le soleil n'avait pas encore atteint le fond de la vallée. Elle trouva une place parmi les buissons et défit son pantalon.

Dans de tels moments, elle aimerait être un homme. Faire pipi debout était définitivement plus facile. Après s'être assurée qu'elle n'avait oublié ni orties ni herbes épineuses, elle s'accroupit sur le sol de la forêt. Elle écarta les cuisses et vida sa vessie pleine. Alors qu'elle regardait le faisceau, elle repensa à la nuit dernière.

Rien que le souvenir du doux Cédric avec le beau pénis la faisait frissonner. Des vagues d'excitation parcoururent son corps. Aussi belle qu'avec Cédric, elle n'avait jamais connu de rapport sexuel.

La jeune fille avait réalisé quelque chose qu'aucun de ses anciens amis n'avait réalisé : un orgasme intense. Jusqu'à présent, elle avait toujours dû aider.

Après avoir fini d'uriner, elle a sorti les préservatifs noués de la poche de sa veste. Elle regarda les choses bien remplies avec un sourire. Elle espérait qu'il y aurait une suite.

Avec une petite cuillère qu'elle avait apportée avec elle, elle a creusé un trou dans le sol de la forêt. Elle jeta les préservatifs dans la fosse et la referma avec de la terre.

Puis elle est retournée au camping et a commencé à nettoyer sa tente. Elle jura bruyamment. Presque tous ses vêtements étaient mouillés. Au moment où elle avait tout suspendu pour sécher, sa mère sortit endormie de la tente.

"Bonjour Anne."

« Bonjour, mère. Bien dormi ?

« Le peu de temps que ton père m'a accordé, j'ai bien dormi. Et toi ? Qu'est-ce que tu fais là ?

« Tous mes vêtements ont été mouillés ! »

"Voulez-vous m'aider avec le petit déjeuner?"

"Bien sûr, j'arrive."

Après le petit déjeuner, Cédric a aidé à faire la vaisselle. Harry et son père examinèrent la petite tente qui fuyait.

Anna était allée à Mayrhofen pour faire du shopping.

La mère d'Harry lava la vaisselle puis la donna à Cédric pour qu'elle sèche.

« Aimez-vous camper ?

« Ouais, c'est encore mieux que ce que je pensais.

"Est-ce que ta petite amie te manque? Tu en as une?"

Cédric hésita et se sentit rougir.

"Euh... non... je n'ai pas de petite amie."

"Je ne comprends pas, un si beau et si doux garçon."

Carolin sentit son embarras et changea de sujet.

"Je vais chercher des champignons plus tard. Tu veux venir ?"

"Je ne connais pas les champignons. Je n'utiliserais certainement que des champignons vénéneux."

"Pas de problème ! Je vais vous montrer ce que nous recherchons."

"Alors j'aimerais venir avec toi."

Harry et son père étaient toujours occupés à réparer la tente d'Anna.

« Serez-vous capable de le réparer ? Caroline a demandé à son mari.

"Je ne sais pas, la couture s'est déchirée et nous n'avons pas de vraie colle. Je vais parler à Anna, soit elle dort dans notre tente, soit nous devons aller à Munich et chercher une tente de rechange au sous-sol."

« Cela vous prendra-t-il longtemps ?

"Je ne sais pas pourquoi?"

"Cédric et moi allons chercher des champignons. Ensuite, je pourrai préparer un délicieux repas."

"C'est une excellente idée. J'adore les plats aux champignons."

Elle a dit au revoir à son mari avec un tendre baiser. Cédric la suivit dans les bois, panier à la main. L'orage d'hier était passé. Le soleil a brûlé du ciel; bientôt Cédric fut baigné de sueur.

Carolin, d'un autre côté, ne semblait pas impressionnée.

Au bout de deux heures, ils n'avaient toujours pas trouvé de champignons. Cédric commençait à regretter d'être parti avec eux. Carolin a suggéré de faire une pause. Ils s'assirent sur un arbre tombé et prirent une pause.

"Il fait très chaud aujourd'hui. Vous ne devriez pas croire que nous avons eu un tel orage hier", a-t-elle entamé une conversation.

Cédric regarda derrière elle dans la vallée.

"C'était une forte pluie. Son mari nous a expliqué que c'est plus courant dans les montagnes."

"Oui, le temps change très vite."

Du coin de l'œil, il regarda la mère de son meilleur ami défaire les deux premiers boutons de son chemisier. Alors qu'elle se penchait en avant, il pouvait voir profondément dans son décolleté.

Elle ne portait clairement pas de soutien-gorge !

Cédric se sentit rougir de gêne.

Carolin fit semblant de ne pas s'en apercevoir.

"On devrait passer à autre chose. J'ai toujours trouvé des champignons juste là-haut. Mais avant cela, je dois aller un moment dans les buissons."

Elle se leva et disparut derrière un petit bouquet de buissons. Cédric s'occupa d'elle, puis il entendit un léger plouf. Peu de temps après, Martha est revenue.

Elle se frotta les fesses.

"C'est plus facile pour vous les hommes. Je me suis assis dans une ortie. Allons-y."

Ils ont continué dans la montagne. Comme elle l'avait prédit, ils trouvèrent bientôt les premiers cèpes. Carolin lui a montré comment éplucher les précieux champignons de la mousse avec un couteau.

Quand il leva les yeux, il jeta un autre coup d'œil à son chemisier. Il a arrêté de couper et a secrètement regardé son énorme buste. Carolin remarqua ses yeux et sourit malicieusement.

Elle n'avait pas déboutonné son chemisier pour rien !

"Aimez-vous ce que vous voyez?"

Cédric rougit. Il déglutit et baissa les yeux.

"Oui," balbutia-t-il.

"J'ai remarqué la façon dont tu m'as observé subrepticement hier. Tu peux le faire ouvertement. J'aime quand je fais plaisir aux hommes."

Les taches rouges sur ses joues s'agrandirent encore.

Caroline lui sourit.

"C'est un compliment pour une vieille femme comme moi quand les jeunes hommes aiment mes seins. Donc, tant que nous sommes seuls ici, vous pouvez regarder ma taille de buste sans vergogne."

Carolin posa le panier sur le côté et lui prit le couteau des mains. Puis elle dégrafa les derniers boutons, enleva son chemisier et le laissa tomber sur le sol de la forêt.

Le haut de son corps était complètement exposé !

Cédric regarda stupéfait les beaux seins. Ses mamelons étaient déjà raides et sortaient d'au moins un pouce.

Il n'avait jamais vu des tétons aussi longs !

Elle lui prit les mains et l'attira vers un arbre. Elle s'appuya contre le tronc et posa ses mains sur ses seins.

Cédric était abasourdi et ne savait pas ce qui lui arrivait.

"Etes vous satisfait maintenant?"

Il ne savait pas quoi dire.

Sous ses mains, les mamelons puissants semblaient grossir encore plus. Il se pencha et embrassa un mamelon.

Carolin mit ses mains autour de sa tête et le pressa contre ses seins.

"Tu peux téter un peu plus fort. J'aime ça. Ça me rappelle quand j'allaitais mes enfants."

Lentement, il a suivi sa demande et a commencé à sucer de plus en plus la grosse verrue. Soudain, elle lâcha sa tête.

Cédric craignait que ce ne soit la fin.

Mais quand il a levé les yeux, il a vu un visage légèrement souriant.

"Tu te débrouilles bien. Soit tu es naturelle, soit tu as eu un bon professeur."

Cédric bégaya.

"Je... euh... je n'ai pas beaucoup d'expérience."

Carolin sourit et se pencha vers lui. Doucement mais fermement, elle posa ses lèvres sur les siennes. Cédric tressaillit quand il sentit sa langue.

Le bout de sa langue passa doucement entre ses lèvres. Il agrippa à nouveau ses seins dodus et apprécia le jeu de la langue.

Les baisers devenaient de plus en plus violents et exigeants.

Cédric sursauta lorsqu'il la sentit décompresser son pantalon et le baisser.

Elle attrapa doucement son membre et commença à le caresser.

Il gémit alors qu'elle attrapait son scrotum et le serrait fort.

"Echangeons de place," murmura-t-elle. "Appuyez-vous sur le tronc de l'arbre."

Il a suivi ses instructions. Dès qu'il s'appuya contre elle, elle se mit à genoux et embrassa son pénis raide. Il a regardé avec incrédulité la mère de son meilleur ami prendre sa bite dans sa bouche.

Il n'avait vu de telles choses que dans des films porno auparavant !

Bientôt, il s'entendit gémir bruyamment. Il posa sa main sur ses épaules. Puis il se pencha sur elle et tenta à nouveau d'atteindre ses seins. Étonné, il remarqua que ses mamelons avaient encore grossi. Il les frotta cntre ses doigts.

Surpris, il lâcha les mamelons lorsque Carolin gémit bruyamment.

"Excusez-moi, Mlle Plessen. Je ne voulais pas leur faire de mal."

« Tu ne m'as pas fait de mal. Au contraire, tu le fais très bien.

Il prit immédiatement son mamelon dur entre son index et son pouce. Il a serré, tordu et massé son mamelon beaucoup plus fort. Il était tellement hypnotisé par ces beaux seins qu'il ne réalisait pas à quel point il était déjà excité.

Soudain, il sentit son apogée approcher.

Il lâcha ses seins, s'appuya contre le tronc d'arbre et ferma les yeux. Carolin travaillait son phallus de plus en plus intensément et se grattait en même temps le scrotum. C'était mieux que ce qu'il avait imaginé dans ses rêves les plus fous. Deux fois de plus, elle s'arrêta et empêcha son orgasme.

La troisième fois, elle redoubla d'efforts et le massa si fort qu'il explosa en hurlant très fort. Il tenait sa tête et s'enfonça profondément dans sa bouche en succession rapide. Son sperme descendit dans sa gorge en giclées violentes. Elle lui sourit et avala sa semence. Ses genoux tremblaient et il respirait fortement.

Caroline s'est levée. Sa langue glissa sur ses lèvres, enlevant les dernières traces de sa charge chaude. Elle caressa ses seins d'une main. L'autre qu'elle avait entre les jambes.

Il se calma lentement et revint à la réalité.

"C'était bon. Voudriez-vous l'essayer aussi ?"

Cédric ne savait pas ce qu'elle voulait dire. Il la regarda d'un air interrogateur.

"Je... euh... je ne comprends pas bien..."

Carolin sourit en enlevant sa jupe puis en enlevant sa culotte.

"J'ai essayé ton sexe, bien sûr tu as le même droit si tu veux."

Il hocha la tête avec hésitation.

"C'est... euh... je n'ai jamais fait ça avant. Je ne sais pas si je peux."

"C'est assez facile. Essayez juste."

Cédric s'est agenouillé devant la mère nue de son meilleur ami. D'une courte distance, il regarda ses parties intimes. La première chose qu'il vit fut un triangle dense de poils pubiens noirs.

La vue l'excitait. Lentement mais sûrement, son corps pompait du sang dans le tissu érectile de sa queue.

Carolin a observé le processus; un sourire jouait sur ses lèvres.

« Tu sembles aimer mon vagin poilu. Cela rend une femme mûre heureuse.

Elle l'embrassa, s'assit sur la bûche et écarta les jambes.

Pour la première fois de sa vie, Cédric a pu regarder entre les cuisses écartées d'une femme. Il aimait mieux ce qu'il voyait que dans ses films pornos. Il s'est rendu compte que ses cheveux privés étaient de la même couleur noir de jais que les cheveux sur sa tête.

"Allez, mon jeune étalon. Je veux sentir ta langue."

Incertain, Cédric s'est approché du but de son désir. Carolin serra et tira sur ses longs mamelons raides.

"Tu peux faire tout ce que tu veux. Ne mords pas. Je n'aime pas ça."

Il la regarda avec étonnement. "Pourquoi est-ce que je te mordrais ?"

"Certains hommes font ça, mais vous pouvez l'oublier en un instant."

Alors qu'il se penchait en avant, une odeur attrapa ses narines, augmentant encore plus son excitation. Il passa doucement ses doigts dans ses poils pubiens.

"Tu oses. Tu ne peux pas te tromper. Si je n'aime pas quelque chose, je te le dirai."

Cédric prit une profonde inspiration et l'expira à nouveau. Regarder des films porno était quelque chose de complètement différent de la réalité. Sa curiosité s'est éveillée !

Il écarta les cheveux denses et trouva sa colonne humide.

L'odeur stimulante devenait de plus en plus intense. Il aimait l'odeur et se pencha en avant pour inhaler davantage.

Carolin a observé son envie encore incertaine d'explorer avec un sourire. C'était excitant de voir le jeune homme examiner sa vulve.

La grande surprise est venue quand il a écarté les lèvres de sa chatte. Un fil blanc et fin est apparu !

Cédric leva les yeux, incertain.

"J'ai pensé que vous aimeriez retirer mon tampon. Vous n'avez qu'à tirer lentement sur la ficelle."

Il n'avait pas besoin qu'on le lui dise deux fois !

Son sexe s'est lentement ouvert et le tampon est devenu visible. Cédric n'abandonna pas et l'avait bientôt complètement retiré. Il regarda brièvement l'ustensile typiquement féminin.

"Laisse-le tomber. Et continue. J'aime la façon dont tu me touches."

Cédric a laissé tomber la partie blanche et a réalisé le rêve d'innombrables fantasmes de pondération. Il lui tira la langue et toucha ses lèvres. Il s'était souvent demandé quel goût cela aurait.

C'était délicieux!

De plus en plus vite, il laissa glisser sa langue sur sa fente.

"Euh, tu vas bien," gémit-elle.

Ainsi encouragé, il a osé plus. Sa langue glissa de plus en plus vite sur les lèvres de sa chatte pendant qu'il les écartait davantage.

Ses gémissements continuaient de l'alimenter.

Il a frotté son vagin humide plus vite et plus fort.

Elle pressa fermement sa tête contre son centre de plaisir. Cédric lécha et suça comme si sa vie était en jeu. Il aurait préféré ne jamais s'arrêter. Soudain, ses jambes se détachèrent de lui.

"Laisse-moi tomber. Je veux te sentir."

Carolin descendit de l'arbre et sortit une grande serviette de bain de son sac à dos. L'étalant, elle s'allongea sur le dos et écarta les cuisses.

"Allez. Je veux te sentir en moi."

Cédric se dépêcha de se mettre entre ses jambes. Contrairement à la nuit précédente, il a marqué du premier coup et s'est glissé dans la crevasse chaude et humide. Ses muscles entamèrent une danse excitante autour de son membre.

Comme il n'y avait pas longtemps depuis ses derniers orgasmes, il avait plus d'endurance. Ses mains se posèrent sur ses fesses et le pressèrent en rythme contre elle.

Cédric oscillait entre bonheur et panique. Il avait peur de revenir plus tôt.

En tant que femme expérimentée, Carolin l'a immédiatement senti.

"Si tu viens, viens. Tu n'as pas besoin de te retenir."

Ce fut comme un signal pour lui et il se laissa tomber dans son orgasme. Quelques poussées pelviennes violentes et il a pompé son sperme chaud dans son vagin.

Haletant lourdement, il se laissa tomber sur Carolin. Il était juste heureux. Elle caressa doucement sa tête.

"J'ai beaucoup aimé ça. Tu as une belle bite."

Elle se tourna vers lui et l'embrassa sur la joue.

De sombres pensées traversèrent Cédric.

Et si son mari l'apprenait ?

Carolin semblait avoir une idée des pensées qui le tourmentaient.

"Maintenant, nous avons notre petit secret. J'espère qu'il est entre de bonnes mains avec vous."

Cédric hocha la tête. "Je ne le dirai à personne."

Elle lui sourit. "Nous devons retourner au camping maintenant, sinon les autres penseront que nous sommes perdus."

Elle fouilla dans sa poche, en sortit un tampon et le lui tendit de sa main ouverte

"Voulez-vous le coller en moi?"

Cédric hocha la tête. Il enleva précipitamment le couvercle. Il a écarté ses lèvres et enfoncé le tampon profondément dans son vagin.

Caroline gémit.

"Vous vous en sortez à merveille. Cela vous donne envie de plus."

Sur le chemin du retour, il se souvint soudain qu'il avait eu des relations sexuelles avec elle sans préservatif. Et s'il y avait des conséquences.

Il rassembla tout son courage.

« Mme Plessen, nous n'avons pas utilisé de caoutchouc. Et s'il y a des conséquences ? »

Elle lui sourit.

« Tu devrais y penser la prochaine fois. Mais n'aie pas peur. Je prends la pilule.

Elle l'attira à elle et l'embrassa.

« Tu es un garçon vraiment adorable. Et si on faisait une répétition ce soir ?

Cédric la regarda avec étonnement.

« Comment ça marche ? Je dors dans une tente avec Harry. Et qu'en est-il de son mari ?

Secrètement, il pensait à Anna. Que penserait sa reine de cœur, sa déesse, son amour secret ?

"Que ce soit ma préoccupation. Qu'est-ce que c'est, tu veux?"

Cédric hocha joyeusement la tête. "Oh oui, tout à fait. Tu es une femme merveilleuse et très érotique."

"D'accord, faisons un tour de plus aujourd'hui."

Elle lui prit la main et ne le laissa partir que lorsqu'ils furent proches du camping.

"Donnez-moi un autre baiser," demanda-t-elle.

Ils se sont étreints et un baiser s'est transformé en un jeu de langue passionné et très érotique. A présent, il perdait ses inhibitions. Ses mains malaxaient ses seins.

En gémissant, elle s'écarta de lui.

"Garçon, tu en es un aussi. Tu ne vas pas être encore dur, n'est-ce pas ?"

"Oui, je le suis," annonça-t-il fièrement. Et pour ajouter de l'emphase, il pressa fermement son membre raide contre son corps.

"Voulez-vous me baiser à nouveau rapidement?"

Cédric déglutit et hocha la tête.

Elle posa le panier de champignons par terre.

"Alors montre ce que tu as."

Elle se tourna, remonta lentement sa jupe de manière provocante et se pencha en avant. Il regarda avidement son cul dodu. Carolin s'appuya sur un tronc d'arbre et écarta les jambes.

Il ne voulait pas rater cette chance !

Baiser une femme debout par derrière; un autre rêve de sa jeunesse.

Il a libéré son pénis dur de l'étanchéité de son pantalon. Il attrapa joyeusement la ficelle et enleva le tampon. Puis il se plaça derrière elle, attrapa son bassin et poussa son membre entre ses jambes.

Carolin gémit alors qu'il la pénétrait profondément.

"Garçon, garçon, tu as une puissante tribu."

Il commença lentement à la pousser. Ses gémissements devenaient de plus en plus forts. Il se pencha en avant, chercha ses seins sous son chemisier et chercha les gros mamelons. Lorsqu'il serra fort son mamelon et l'étira, Carolin fut submergée par un violent orgasme.

Haletant lourdement, elle se délecta de l'euphorie que lui procurait le garçon. Elle lui rendit la pareille avec un vigoureux massage de son membre. Carolin connaissait les effets de ses muscles vaginaux.

Elle n'a pas eu à attendre longtemps pour obtenir la confirmation.

Avec un long 'Ahh', son sperme jaillit dans sa chaude cavité de désir.

Ce n'est que lentement que l'ivresse des sentiments s'estompa.

"Tu es vraiment insatiable. Je pense que ça suffit. Nous devons nous assurer de revenir."

Il hésitait à se séparer d'elle. Tous deux rangent rapidement leurs vêtements. Elle l'embrassa sur la joue.

"C'était une belle fin à la cueillette des champignons."

Peu de temps après, ils étaient de retour au camping. Son mari l'attendait déjà.

"Avez-vous trouvé quelque chose?"

Carolin agita le panier plein.

« Nous avons réussi. Nous avons trouvé d'excellents cèpes."

Elle a embrassé son mari comme un couple de jeunes mariés.

Après le dîner, le père de Harry expliqua qu'il voulait retourner à Munich ce soir-là. La tente d'Anna était tellement cassée qu'elle ne pouvait pas être réparée. Il avait une tente de rechange au sous-sol chez lui. Anna voulait aussi monter à cheval car l'inondation avait trempé la plupart de ses vêtements. Elle voulait acheter des vêtements de rechange. Harry décida d'y aller aussi ; afin qu'il puisse passer une nuit avec sa petite amie à Munich.

Cédric n'en croyait pas sa chance !

Il serait laissé seul au camping avec la mère de Harry !

Après le repas, les trois sont partis et ont promis de revenir le lendemain à l'heure du déjeuner.

Carolin et Cédric se sont occupés de la vaisselle et de la mise en forme des tentes. Puis ils s'assirent fatigués devant le feu de camp.

Carolin avait ouvert une bouteille de vin et Cédric avait bu une bière.

"Eh bien, qu'en dites-vous? Maintenant, nous avons toute la nuit pour nous."

Cédric hocha la tête avec enthousiasme.

"On pourrait presque dire qu'ils l'ont planifié."

"Mais je ne l'ai pas fait. Je n'aurais pas réussi aussi parfaitement," répondit-elle avec un sourire.

Cédric se leva et s'assit derrière elle et enroula ses bras autour de son corps. Carolin reposa son verre et pencha la tête en arrière.

Puis elle remarqua qu'elle commençait à avoir froid. Le soleil s'était couché depuis longtemps, les étoiles brillaient dans le ciel nocturne.

Cédric commença à embrasser son cou et plaça ses mains sur ses cuisses. Carolin appréciait sa tendresse. Lorsqu'il posa ses mains sur ses seins, elle frissonna.

Il faisait maintenant complètement noir. Cédric a arrêté ses caresses.

"Je dois y aller."

Carolin hocha la tête dans l'obscurité. "Moi aussi. Allons pisser."

Elle le tira derrière elle jusqu'à la lisière voisine de la forêt.

"Allez," lui demanda-t-elle avec un sourire.

"Mais ce n'est pas possible," répondit-il nerveusement.

« Dois-je vous aider ?

"Euh... je ne comprends pas..." balbutia-t-il.

"Tourne-toi," ordonna-t-elle.

Cédric lui tourna le dos et regarda dans la forêt. Carolin s'avança derrière lui, embrassa son corps et ouvrit son pantalon. Elle baissa doucement son jean et sortit son pénis de sa culotte.

Elle retira son prépuce et le pointa vers un arbre.

"Voyons un bel arc."

Il a fallu un certain temps à Cédric avant qu'il ne se conforme à son souhait. Il ferma les yeux et se concentra sur la pression dans sa vessie. Puis il sentit son urine jaillir de son pénis.

Il s'appuya contre Carolin et savoura ce moment intime. Quand elle eut secoué les dernières gouttes, elle repoussa son pénis dans sa culotte.

Puis elle recula d'un pas, tendit la main sous sa jupe et retira sa culotte. Avec un sourire, elle se baissa et écarta les cuisses.

« Avez-vous besoin de faire pipi aussi, Mme Plessen ? Il a demandé.

"Bien sûr, je dois le faire."

« Puis-je les surveiller ? Les aider ?

"Tout ce que vous voulez."

Cédric la contourna et s'agenouilla derrière la femme. Il attrapa son corps élancé, remonta sa jupe et caressa ses épais poils pubiens. Il pressa doucement la zone où il suspectait son ampoule.

Carolin haleta doucement et se rendit à son envie. Dès que les premières gouttes tombèrent sur le sol, elle sentit sa main se presser fermement contre ses lèvres.

Cédric était émerveillé par le courant chaud qui coulait sur sa main. Il la massa de plus en plus fort. Même quand sa vessie était complètement vide. Carolin a commencé à gémir de plaisir alors qu'il enfonçait un doigt dans sa fente humide. Il a augmenté la pression, a commencé à la pénétrer plus rapidement.

Carolin s'appuya sur le sol et souleva son bassin.

Les mouvements de ses doigts devinrent de plus en plus rapides.

Puis il sentit son corps trembler.

Elle cria de plaisir alors que l'orgasme roulait sur son corps.

Son corps a mis du temps à se calmer. Elle n'avait jamais eu autant d'érotisme et de satisfaction en une journée.

Elle se leva et arrangea ses vêtements.

« Viens, retournons à la tente », dit-elle en lui prenant la main. "Nous ne voulons pas attraper un rhume."

Un peu plus tard, ils s'assirent devant le feu de camp et se réchauffèrent. Carolin vida la bouteille de vin pendant qu'ils parlaient avec animation.

"Je vais dormir maintenant, Cédric," expliqua-t-elle, mais sa voix semblait légèrement pâteuse. "Bonne nuit."

Elle se leva et entra dans la grande tente principale.

Cédric s'est occupé d'elle avec étonnement car il avait espéré des relations sexuelles nocturnes. Mais la mère de Harry semblait ivre et fatiguée.

Cependant, il n'était pas encore fatigué. Cette journée avait été la plus excitante de sa vie jusqu'à présent. Il se procura une autre bouteille de bière, s'assit devant le feu de camp et profita du ciel étoilé.

De la tente principale, il entendit un fort ronflement. Caroline semblait profondément endormie. Cela l'a rendu curieux.

Il s'est discrètement glissé dans sa tente.

Elle était enveloppée dans un sac de mouton bleu foncé et semblait profondément endormie. Il regarda autour de la chambre des parents d'Harry.

Soudain, j'ai vu un vibromasseur noir et un gode couleur chair allongé sur le bord. Jusqu'à présent, il n'avait vu quelque chose comme ça que sur Internet. Curieusement, il examina les deux jouets. Surtout le vibromasseur a suscité son intérêt.

Encore et encore, il regarda Carolin endormie, mais elle n'avait pas remarqué sa présence. Elle ronflait comme une bouffée russe errante.

Il se glissa silencieusement vers son sac de couchage et l'ouvrit. Quand celui-ci était ouvert, il pouvait déplier complètement le tissu. Carolin a dormi complètement nue !

Il écarta doucement ses jambes et put voir que ses lèvres s'ouvrirent légèrement avec ce mouvement.

Cela a éveillé sa curiosité !

Il a obtenu le vibromasseur et a répandu du lubrifiant sur le jouet.

D'une main, il écarta ses lèvres et pressa le distributeur de plaisir artificiel contre sa colonne. Il a lentement poussé le jouet sexuel dans sa grotte humide. Puis il attrapa la télécommande et alluma le vibreur. Petit à petit, il a essayé toutes les fonctions.

"Que faites vous ici?"

Cédric était surpris.

Il n'avait pas remarqué que Carolin s'était réveillée et l'observait avec des yeux curieux.

"Je... euh... excusez-moi, Mme Plessen," balbutia-t-il.

"Tu te débrouilles bien. Où as-tu trouvé l'entraînement ?"

"Je n'en ai pas. C'est le premier vibromasseur que je vois."

"Continue."

Carolin ferma les yeux et commença à masser ses seins. Elle était sûre que Cédric n'avait pas besoin d'aide.

Il continua à jouer avec la télécommande et le fit si habilement que Carolin se mit bientôt à gémir bruyamment. Il augmenta lentement l'intensité du vibromasseur.

Peu de temps après, elle atteint son apogée.

Son corps tremblait, son pouls s'accélérait, ses yeux devenaient noirs, les sentiments étaient si intenses.

Quand elle rouvrit les yeux, le vibromasseur avait disparu. Cédric s'agenouilla nu entre ses cuisses écartées et caressa sa queue dure.

"Baise-moi s'il te plait," souffla-t-elle avec excitation.

Il se pencha en avant, poussa son pénis entre ses lèvres écartées et la pénétra doucement. Carolin enroula ses jambes autour de son dos et pressa son corps contre son érection.

Ils ont rapidement trouvé le même rythme.

Dedans et dehors, dedans et dehors.

Toujours plus profond, plus dur et plus intense.

Un peu plus tard, Cédric a atteint son apogée.

Il a pompé son sperme chaud dans son vagin encore et encore, poussée après poussée. Quand elle a ressenti cela, elle a eu le deuxième climax en quelques minutes.

Vers midi le lendemain, les trois sont revenus de Munich. Harry et son père ont vidé la voiture et peu de temps après ont commencé à installer la petite tente de remplacement.

Cédric a aidé Anna avec ses bagages.

"Cedy, nous devons parler," lui murmura-t-elle doucement à l'oreille. Il la regarda avec étonnement.

« De quoi devons-nous discuter ? »

Anna posa sa main sur la sienne.

"Voulez-vous faire une petite randonnée dans les montagnes? Nous pourrions avoir une bonne conversation."

"Oui, bien sûr," rayonna-t-il. "Je suis très content."

Deux heures plus tard, ils étaient déjà sur le Hollenzberg et avaient une vue magnifique sur le Zillertal. Directement en dessous d'eux se trouvait Mayrhofen, à leur droite Zell am Ziller, à leur gauche Finkenberg avec le puissant glacier de Tux.

A près de 1600 mètres d'altitude c'était agréable, le soleil ne brûlait pas aussi fort que dans la vallée.

Anna avait étalé une couverture dans un pré à côté du sentier de randonnée. Elle sortit une bouteille d'eau de son sac à dos et la tendit à Cédric.

« Pourquoi me regardes-tu si pensivement ? demanda-t-il curieusement.

"Ce doit être les papillons dans mon estomac."

Cédric la regarda d'un air interrogateur.

"Je ne comprends pas ce que tu veux dire."

« J'ai beaucoup réfléchi sur le long trajet. Cédric, je suis tombé amoureux de toi."

Elle lui fit un bisou sur la joue.

Cédric n'arrivait pas à croire qu'une si jolie fille soit tombée amoureuse de lui. Son regard fit aussi s'accélérer son pouls.

"Voulez-vous vraiment dire cela?"

"Bien sûr, Cedylein," répondit-elle doucement. "Ce n'est pas amusant avec quelque chose comme ça. Qu'en dites-vous?"

"Je suis tombé amoureux de toi aussi," répondit-il. "C'était il y a cinq ans en septembre."

"Je vous demande pardon?"

« En septembre, il y a cinq ans, j'étais chez vous avec Harry pour la première fois. Tu avais alors seize ans et la plus belle fille du monde. Quand je t'ai vu pour la première fois, je suis tombé amoureux de toi. Cela n'a pris qu'une dizaine de secondes ! Je n'ai rêvé de toi que pendant cinq ans. Je n'ai jamais eu de petite amie car je t'ai comparé toutes les filles, mais aucune ne pouvait rivaliser avec toi."

« Tu m'aimes depuis cinq ans ?

"Oui," dit-il embarrassé, regardant le sol. Entre ses doigts, il jouait avec l'herbe luxuriante des pentes alpines.

"Vous êtes douce."

Anna posa sa tête sur sa poitrine. Elle appréciait le picotement de ses doigts caressant ses longs cheveux.

Encore une fois, elle le compara à ses anciens amis. Elle est arrivée à nouveau à la même conclusion : Cédric était complètement différent, il était clairement très spécial. Elle se sentait complètement heureuse.

« Anne ?

"Oui, Cedyle ?"

« Je ne sais pas comment le dire. Ça te dérange que je sois plus jeune ?

"Non, pourquoi cela devrait-il me déranger ?"

« Que diront vos amis ?

"Je suis sûr qu'ils vont me taquiner un peu, mais je m'en fiche. Ils ne savent pas ce que j'ai en toi. Et crois-moi, s'ils se moquent de toi, alors ils peuvent vivre quelque chose. Don' "Ne t'inquiète pas, ils ne te mangeront pas. Tu apprendras bientôt à la connaître, au fait. Ma meilleure amie organise une grande garden-party dans trois semaines. C'est toujours une grande fête."

Elle posa une main sur son ventre et la déplaça lentement vers son pantalon. Tendrement elle caressa le tissu et sentit son érection.

Cédric aurait pu rester comme ça pendant des heures, mais les dieux de la météo n'avaient rien compris. Un nuage s'est déplacé devant le soleil et peu de temps après, il a commencé à pleuvoir.

Ils ont rapidement fait leurs valises et se sont enfuis dans la vallée. Main dans la main, ils dégringolèrent la pente. Cédric remarqua un rocher en surplomb et tira Anna vers lui. Dès qu'ils atteignirent l'endroit sec, la pluie devint encore plus forte. Ils s'assirent sur une pierre appuyée contre la paroi rocheuse comme un banc et s'enveloppèrent dans la chaude couverture.

Tendrement, elle écarta ses cheveux noirs de son front.

"C'est un bel endroit, si seulement je n'avais pas si froid."

Cédric la regarda avec surprise. "Je n'ai pas froid."

Il passa son bras autour de ses épaules et la serra fort contre lui. Ils regardèrent la pluie, qui devenait de plus en plus lourde, étroitement embrassée.

Un fort tonnerre les fit sursauter. Flash après flash suivi de plus en plus vite. La tempête semblait avoir rattrapé le Zillertal.

Cédric regarda le spectacle tandis qu'Anna se blottissait de plus en plus près de lui. Sa main courait sans cesse dans son dos, parfois aussi dans son cou.

Anna posa sa main sur sa cuisse et commença à caresser son jean. Elle posa sa main sur son érection et massa le renflement.

"Voudriez-vous s'il vous plaît enlever votre pantalon?" demanda-t-elle dans un murmure. "Alors je pourrai mieux te caresser," continua-t-elle quand elle remarqua son regard perplexe.

« Avec plaisir, mais droits égaux pour les deux. Je serais heureux que tu enlèves ton jean aussi.

Avec des sentiments chaleureux dans son estomac, Anna pensait qu'aucun de ses amis ne lui avait jamais rien demandé d'aussi gentiment. Ils auraient simplement décompressé son pantalon et enlevé le tissu.

"Tu es mignon," souffla-t-elle.

Tous deux se sont levés et ont ouvert leur pantalon. Presque au même rythme, ils se déshabillent.

« Le reste aussi, Cedylein. S'il vous plaît !

Il lui sourit, attrapa sa culotte et la baissa. Elle surveillait chacun de ses gestes et admirait la forme masculine de son sexe. Son pénis était encore plus attrayant qu'elle ne l'avait imaginé. Dans l'obscurité de la nuit dernière, elle avait seulement pu le sentir mais pas le voir.

"J'aime ce que je vois," souffla-t-elle, souriant doucement.

« Maintenant toi ! S'il te plait, je veux voir ton corps.

"Espèce de lubrique," répondit-elle avec un sourire et l'embrassa amoureusement sur la bouche.

Puis elle fit un pas en arrière pour qu'il puisse bien la voir.

Se défit les boutons de son chemisier et les enleva. Puis elle a enlevé son soutien-gorge.

Cédric prit une profonde inspiration et expira en observant la forme parfaite de son buste. Dans sa beauté, Anna lui apparaissait comme une déesse qui venait de quitter l'Olympe.

Elle était parfaite !

Avec un sourire taquin sur ses lèvres, elle attrapa la ceinture de sa culotte et la tira lentement vers le bas. Lorsque la culotte atteignit le sol, elle se dirigea vers Cédric.

"Asseyez-vous, s'il vous plaît," lui demanda-t-elle.

Il posa la couverture sur la pierre et s'assit. Anna rampa sur ses cuisses et se blottit contre ses genoux.

Son pénis sortait déjà fort de son corps dans toute sa taille sans aucune influence extérieure. Anna se rapprochait de plus en plus de lui. Lorsque leurs lèvres trouvèrent un baiser passionné, son membre raide toucha ses lèvres légèrement entrouvertes.

"Je t'aime, Cedy," gémit-elle, enfonçant son pénis profondément dans ses parties intimes en un mouvement ferme.

Cédric appréciait la friction dans son vagin, mais il appréciait encore plus le contact visuel. Il pensait qu'il pénétrait à travers ses pupilles dans son âme et touchait son vrai "moi".

Anna se déplaçait de plus en plus vite, mais maintenait le contact visuel. Elle vit ses yeux passer d'une nuance de brun à un vert foncé.

Ce n'est que lorsque ses gémissements sont devenus plus forts et qu'elle a commencé à bouger sauvagement qu'elle a rompu le contact visuel. Anna pensait qu'elle volait à travers l'univers, au-delà des étoiles brillantes, l'orgasme coulait si intensément dans son corps

Son apogée a commencé à son gros orteil, a parcouru ses jambes, son torse et a explosé dans son cerveau. Elle tremblait, gémissait, gémissait et perdait le contact avec son environnement.

Alors qu'elle ouvrait à nouveau la porte du présent, elle sentit son sperme chaud couler de son vagin. Au cours de son voyage à travers l'univers, il s'était déversé en elle.

"Cedy, c'était super."

"Je t'aime, Anna," souffla-t-il, embrassant sa joue et mordillant le lobe de son oreille gauche.

"Je t'aime aussi, chérie," répondit-elle. "Il faut se souvenir de cette position, je n'ai jamais ressenti un orgasme aussi intensément."

Dès qu'ils furent entièrement habillés, un chien de chasse accourut et peu de temps après un chasseur sous un épais imperméable.

"Bonjour, tu es perdu ?"

"Non, attendons sous cette corniche jusqu'à ce que la pluie s'arrête. Nous vivons au camping Mayrhofen."

« Attendre la pluie ? Mais il faudra attendre longtemps. La pluie ne s'arrêtera guère aujourd'hui.

Le chien s'assit à côté de Cédric et s'appuya sur ses jambes. Même lorsque son maître l'a appelé, il a brièvement levé les yeux, mais s'est juste assis là.

Le chasseur a reconnu le comportement de son chien avec un sourire.

"Je suppose que tu aimes les chiens. Sinon, ça ne te collerait pas comme ça."

Cédric secoua la tête : "En fait, j'ai plus peur des chiens étranges."

"Vous devriez vous dépêcher et courir vers la vallée. Nous avons une saison des pluies plus calme en ce moment, mais l'orage va s'intensifier."

"Merci," répondit Anna en prenant la main de Cédric. Ensemble, ils se précipitèrent sur le sentier dans la vallée.

Ils sont arrivés au camping complètement trempés.

Ils passèrent l'après-midi dans la tente principale à jouer à divers jeux de cartes.

Comme il était hors de question de faire des grillades, ils se rendirent à Finkenberg pour le dîner. Dans la taverne ce soir-là, il y avait une fête de l'association locale des costumes, ce qui fit grogner Harry avec mépris. L'idée d'avoir à écouter de la musique folklorique toute la soirée le rendait sombre.

Aussi, après le dîner, demanda-t-il un départ immédiat.

Au moment où ils atteignirent Mayrhofen, la pluie avait presque cessé. Pour qu'ils puissent prendre un verre ensemble sous l'auvent.

Cédric n'avait aucune idée que deux femmes auraient aimé passer la nuit avec lui. Après une heure d'agréable conversation, chacun des hommes avait déjà avalé trois bouteilles de bière.

Cédric a assommé la quatrième bouteille qu'Harry voulait lui tendre.

"Non merci, je suis déjà fatigué. Je vais vite repartir dans la forêt et ensuite dormir dans notre tente."

Après quelques pas, il entendit quelqu'un le suivre.

Il se retourna et reconnut Anna. Elle lui prit la main et l'enfila rapidement.

"Nous n'avons pas beaucoup de temps. Harry sera là."

Après quelques pas, elle s'arrêta et l'étreignit. Ils ont rapidement commencé à s'embrasser. Cédric mit ses mains autour de sa taille et la serra fort contre lui.

Une branche craquante les écartela. Son père passa à quelques mètres d'eux sans la remarquer. Juste derrière lui suivait un Harry légèrement chancelant.

Ils se glissèrent tranquillement sur le côté. Derrière un arbre touffu, ils espéraient passer inaperçus. Mais il n'y avait pas de temps pour plus que quelques baisers.

Lorsque Cédric entra dans la tente, Harry était déjà dans son sac de couchage et s'était plongé dans l'un de ses magazines porno.

"Vous devez voir ces seins monstrueux !"

Cédric gémit intérieurement !

C'est exactement ce qu'il avait craint. Harry allait maintenant parcourir tout le livret avec lui. Tout ce qu'il voulait, c'était s'allonger dans son sac de couchage et rêver d'Anna.

Mais Harry n'avait aucune compréhension, se glissa plus près et lui montra les photos.

Soudain, quelqu'un frappa à la bâche.

« C'est moi, Anna. Puis-je entrer ? La nouvelle tente fuit également. Il pleut sur moi.

"Bien sûr," répondit Harry, cachant rapidement les magazines pornos.

Anna a rampé dans la tente avec son sac de couchage.

"Merci, c'est gentil de ta part. Je n'ai pas envie de dormir dans la tente principale. Maman ronfle si fort."

Elle jeta le sac de couchage entre Cédric et le mur de la tente. Elle a rampé avec précaution dans la tente et a rampé dans la cavité chaude de son sac de couchage.

Harry éteignit la lampe de poche et se tourna pour faire face.

Anna tendit la main à Cédric et caressa doucement son visage. Il l'embrassa du bout des doigts et souhaita qu'Harry s'endorme rapidement. Mais cela ne semblait pas être le cas aujourd'hui, il n'arrêtait pas de se tourner et de se retourner. Soudain, il grogna et sortit de son sac de couchage. Anna attendit qu'il ait quitté la tente.

"Oui, oui, la bière."

Cédric hocha la tête. "Je ne l'ai pas vu aussi ivre depuis longtemps."

« C'est dommage que ma tente soit si petite. Sinon, tu aurais pu venir me voir.

« Je pensais que ta tente fuyait ?

"C'était un pieux mensonge. Sinon, je devrais dormir seul. Tu ne serais pas venu me voir, n'est-ce pas ?"

Cédric se mordit le doigt.

"Tu es un pour moi. Mais ce n'est pas vrai. Je voulais venir dès qu'Harry s'était endormi."

"Il va bientôt s'endormir, ivre comme il est. Je vais te dire une chose, si tu bois autant, alors c'est fini avec nous."

"Je n'ai aucun problème avec ça, je n'aime pas l'alcool.

"C'est bien parce que j'ai eu de mauvaises expériences avec des hommes ivres."

Le retour d'Harry mit fin à leur conversation. Après avoir éteint à nouveau la lampe de poche, Anna a tiré la main de Cédric vers elle et lui a rendu la tendresse qu'elle avait précédemment reçue.

Harry n'avait aucune idée de ce qui se passait si près de lui. Il pensait qu'ils dormaient tous les deux profondément et a décidé de feuilleter un magazine porno à la lampe de poche. Pour ne pas réveiller les autres, il se glissa profondément dans le sac de couchage et couvrit ainsi la lumière.

Contrairement à Cédric, Anna n'avait aucune idée du genre de littérature qui empêchait son frère de dormir. Mais bientôt elle comprit ce qu'il faisait, car même ses gémissements étouffés ne pouvaient être ignorés.

Anna a trouvé la situation amusante mais aussi excitante en même temps.

Tout à coup, c'était calme dans la tente. La faible lueur de la lampe de poche s'éteignit et peu de temps après, un léger ronflement montra qu'Harry avait finalement commencé son chemin vers le pays des rêves.

Ils restèrent immobiles pendant un moment. Puis Anna n'a plus pu le supporter dans son sac de couchage. Cédric l'attendait déjà.

Pendant qu'ils s'embrassaient, ils commencèrent à se déshabiller. Il n'y avait aucune trace de sa timidité la dernière fois. Ils se poussaient vers le bas de leur pantalon avec leurs pieds. Tout ne s'est pas passé sans rire.

Soudain, Harry siffla.

"Tu ne peux pas te taire. Je veux dormir."

"Moi aussi, je viens juste de me souvenir d'une blague de tout à l'heure."

"Joker," grogna Harry et s'endormit en un instant.

Anna pressa avidement son corps fin et doux contre Cédric. Elle l'embrassa lentement du cou vers le bas de sa poitrine et vers le bas. Elle avait enfin atteint son objectif !

Doucement, elle souffla un baiser sur le membre qui montait en flèche.

Cédric gémit doucement.

Elle a enroulé ses lèvres autour de son pénis et a commencé à sucer sa tête avec claquement pendant qu'elle mettait une main entre ses cuisses et massait intensément son clitoris.

Elle a doucement gratté sa peau avec ses ongles jusqu'à ce qu'elle atteigne son scrotum. Elle chatouillait les couilles gonflées du bout des doigts. Puis elle a pris un testicule entre trois doigts et l'a déplacé d'avant en arrière.

Sa langue caressa le dessous de son gland nu. Avec ses dents, elle mordilla tendrement le bout de sa hampe.

Cédric se cabra de plaisir, sur quoi Anna laissa sa langue tourner encore plus vite autour de son gland. Il inspira profondément et bruyamment dans ses poumons alors qu'elle prenait le bout de sa queue entre ses lèvres.

Son membre pénétra lentement dans sa bouche. Cédric a continué à essayer de tirer son bassin vers l'avant afin d'entrer plus profondément. Mais Anna a su l'esquiver habilement. Sa langue tournoyait sur son ventre, cherchant les points sensibles. De plus en plus, elle a poussé son morceau dur dans sa bouche jusqu'à ce qu'elle l'ait complètement absorbé. Elle sentit son gland sur le toit de sa bouche et commença à le sucer légèrement. Une main chatouillait ses couilles, l'autre raclait les ongles pointus jusqu'à son ventre. Vous sentez ses muscles abdominaux tendus.

Une secousse traversa son corps.

Elle avait atteint son but et sentit son orgasme approcher. Encore plus vite, elle suça sa baguette. Elle voulait qu'il éclate dans sa bouche.

Le Cédric impuissant a explosé et a pompé tout son sperme dans sa gorge. Elle avala tout et savoura le goût agréable de son sperme.

Après avoir léché sa bite propre, elle a rampé dans ses bras. Elle se blottit avec fatigue contre son épaule.

"Si Harry savait ce que nous faisions, il serait sobre en un rien de temps," chuchota-t-elle.

"Il regarderait sûrement."

« Oui, mon frère est un voyeur né. Il n'arrête pas d'essayer de me regarder prendre ma douche. Mais je ne l'ai jamais laissé voir plus que mes fesses. J'espérais que cela arriverait une fois qu'il aurait une petite amie stable. Mais rien n'a changé. »

"Si j'avais une si belle soeur, j'essaierais aussi."

"Je suis content que tu ne sois pas mon frère."

"Moi aussi."

Anna lui donna un doux baiser.

"Bonne nuit ma chère. Dors bien."

Cédric était trop excité pour dormir. Il caressa Anna jusqu'à ce qu'elle s'endorme profondément.

Harry gémit le lendemain matin.

"Oh mon Dieu, je me sens malade."

Cédric se frotta les yeux d'un air endormi. "Boire moins."

La réponse d'Harry était impossible à imprimer. Il s'enfuit de la tente sans la refermer derrière lui.

Le froid humide s'insinuait par l'ouverture. Cédric envisagea de rester au lit, mais la faim le fit sortir de son sac de couchage. Il s'habilla rapidement et se précipita sous la pluie jusqu'à la tente principale.

Un bon petit déjeuner rendrait la journée plus rose.

"Bonjour, Cédric. Asseyez-vous. Le thé sera bientôt prêt."

Carolin lui fit un clin d'œil avec un sourire et se tourna vers la cuisinière à gaz. Cédric s'assit à côté du père d'Harry et commença à étaler du Nutella sur un rouleau.

Peu de temps après, Marcel Plessen se leva, attrapa ses cigarettes et quitta la tente principale.

"Je suis dehors pour fumer," dit-il au revoir.

"Nous vous avons entendu hier soir", a déclaré Carolin lorsque son mari était parti.

« Est-ce que j'ai ronflé ?

« Non, Harry a joué le rôle.

Cédric eut besoin de quelques secondes avant de comprendre ce que Carolin voulait dire par bruits. Il sentit ses joues rougir d'une rougeur. Maintenant, il était redevenu le garçon timide.

"Ça va. C'est bien quand tu es jeune et amoureux. As-tu couché avec ma fille?"

"Euh... non pas vraiment," répondit-il, embarrassé.

"Ah, je vois," répondit-elle en hochant la tête. "Elle t'a sucé pour t'endormir. Des hommes comme ça, je le sais de Marcel."

"Ouais... euh."

D'une manière ou d'une autre, Cédric se sentait gêné de parler à la mère d'Anna des activités orales de sa fille.

"Tu as rougi, Cédric," dit-elle en souriant. "Je ne sais même pas que tu aimes ça. Peux-tu s'il te plait réveiller Anna ?"

"Oui, bien sûr, Mme Plessen."

Cédric, toujours rouge au visage, se retourna et quitta précipitamment la tente. Marcel se tenait devant la tente et tirait sur sa cigarette.

"La prochaine fois, vous aurez votre propre tente légèrement plus grande. Vous serez alors plus à l'aise."

Il courut rapidement sous la pluie jusqu'à sa tente. Anna a dormi profondément et profondément. Elle n'a pas remarqué qu'il s'était glissé dans la tente. Ses longs cheveux bleu-noir encadraient sa tête comme une auréole.

Il s'allongea à côté d'elle et l'embrassa sur la joue.

"Quelle heure est-il?"

"Près de dix heures. tu as dormi trop longtemps, je suis censé te réveiller, le petit déjeuner est déjà prêt."

Elle ouvrit son sac de couchage et s'habilla rapidement. Main dans la main, ils se rendirent à la tente de leurs parents.

Harry était toujours tellement occupé par sa nausée qu'il ne le remarqua pas.

Complètement différent de ses parents.

Marcel fit un signe de tête aux deux et leur poussa le pain qui venait d'être étalé.

"Bonjour Anna. Malheureusement, on dirait que nous allons rentrer à la maison après tout. Je viens d'entendre les prévisions météorologiques. Il est censé pleuvoir continuellement pendant les prochains jours. Ce n'est pas comme ça que le camping est amusant. Est-ce que tout le monde va bien si nous rentrer chez soi?"

Ils ont accepté à l'unanimité sa proposition.

Harry sauta le petit-déjeuner. Il n'arrêtait pas d'osciller entre la tente et la forêt. La couleur de son visage ne s'est améliorée que lentement.

Après le petit déjeuner, ils ont commencé à démonter les tentes. Carolin et Cédric se sont rencontrés lors de la distribution.

Sur le chemin du retour, Anna s'est assise au milieu et a tenu la main de Cédric.

Environ trois heures plus tard, ils atteignirent Munich.

Leur amour durerait-il malgré la différence d'âge ?

2

PARI GAGNÉ !

Finalement, je me suis tenu devant la porte de l'appartement et j'ai désespérément cherché la clé. J'ai juré intérieurement et j'ai fait une note mentale pour enfin ranger mon sac à main comme je l'avais fait cent mille fois auparavant. Bien sûr, cela resterait un vœu pieux cette fois aussi.

Après quelques recherches et tâtonnements, le moment était venu et je me tenais dans le couloir de la maison de mes parents. Nous vivions dans une maison mitoyenne dans le quartier Pasing de Munich.

C'était fin juillet et j'étais en vacances. J'ai étudié l'histoire de l'art et la musicologie à l'Université d'Innsbruck. J'avais spécifiquement décidé d'aller en Autriche parce que j'avais dû vivre une séparation désagréable après mon Abitur. Donc la distance physique avec Munich était bonne pour moi.

Je traînai la valise à roulettes derrière moi jusqu'à ma chambre et me laissai tomber sur le lit. C'était si calme dans cette maison, très différente du dortoir où je logeais.

Peu de temps après, j'ai ouvert ma valise, j'ai sorti la trousse de toilette et le linge sale et je suis allé dans la salle de bain. Les vêtements usagés ont disparu dans le seau à linge et immédiatement après j'ai jeté mon t-shirt, mes chaussettes et ma culotte.

Je me tenais complètement nu dans la salle carrelée de vert et pensais, comme si souvent, que l'architecte devait être étranglé pour son choix de couleur.

Je me suis regardé rapidement dans le miroir et j'ai réalisé que j'avais l'air fatigué.

Juste rafraichir !

Après la douche, je suis allé nu dans ma chambre et me suis glissé sous les couvertures. Ma mère venait de faire mon lit.

J'ai fermé les yeux comme si j'étais seule et j'ai commencé à caresser tendrement mes mamelons avec ma main droite. J'étais fatiguée, mais je savais aussi que je ne pourrais pas dormir sans me soulager d'abord.

Je me suis levé avec un soupir et j'ai sorti mon petit vibromasseur noir de mon placard. J'ai vérifié son fonctionnement avant de me glisser de nouveau dans mon lit. J'ai posé la couverture à côté de moi car j'aimais pouvoir me regarder me masturber. J'adore la vue du vibromasseur pénétrant dans mon vagin.

J'écarte les cuisses goulûment, caressant mes poils pubiens blonds avec mon serviteur d'amour. Puis je l'ai poussé lentement dans ma colonne humide.

Il se glissa facilement en moi, comme s'il était déjà attendu. Je me suis lentement baisé avec le gode. Immédiatement mes mamelons se sont raidis et ont grandi en petites tours. Avec ma main gauche, j'ai malaxé mes seins, avec ma main droite, j'ai guidé l'assistante bourdonnante profondément dans mon vagin dégoulinant.

Non, je l'ai littéralement enfoncé dans ma chatte !

Avec des performances maximales !

Alors j'ai gravi les échelons de la luxure.

Je n'étais plus au courant de rien en dehors de ma chambre. Une erreur, comme il s'est vite avéré!

En gémissant, j'appréciais la pointe bourdonnante sur mon clitoris. J'ai crié, haleté et tourné et retourné.

Mon orgasme s'est lentement calmé.

Quand j'ai ouvert les yeux, j'ai vu une ombre noire dans le couloir. J'ai écarquillé les yeux de surprise !

Attrapé!

Là se tenait Henri, l'ami de vingt ans de mon frère. Je le connais depuis plus de cinq ans. Il allait et venait chez nous et passait tout son temps libre avec mon frère Lukas.

Surpris, je refermai les jambes, mais j'avais oublié le vibreur, qui se fit sentir et m'obligea à ouvrir à nouveau les cuisses.

Le petit diable en moi, cependant, a immédiatement pris le dessus et j'ai fait quelque chose auquel je n'aurais pas pensé autrement dans la vie.

Écartant mes cuisses aussi largement que possible, j'ai lentement sorti le vibromasseur de mon vagin et l'ai porté à ma bouche, où j'ai commencé à le lécher. Mon mucus était doux et sentait intensément l'orgasme.

J'ai laissé mes cuisses ouvertes pour qu'Henri ait une bonne vue sur mes lèvres, qui se refermaient lentement.

Il se tenait là, collé à ses pieds, me regardant. J'ai vu le renflement grandir dans son pantalon.

Ce n'est que lorsque mon orgasme s'est calmé et que le vibromasseur a été léché que j'ai fermé les jambes et que je me suis assis.

Ses yeux quittèrent mon abdomen et se focalisèrent sur mon visage.

"Euh..." commença-t-il à bégayer. "Désolé... je ne voulais pas..."

"Mais tu l'as fait!" J'ai répondu avec insistance et reproche.

« Je... voulais... juste... euhhh. J'ai vu quelqu'un dans la maison et j'ai pensé que c'était ton frère."

"Avez-vous remarqué qu'il y a une cloche sur notre maison?"

"Oui... euh... je le sais, mais la porte d'entrée était ouverte."

Condamner!

J'ai oublié de fermer la porte derrière moi.

Il ne me quittait toujours pas des yeux. Il a littéralement admiré la vue de mon corps. Mes jambes fines et fléchies, mes jeunes seins fermes et mes mamelons raides.

Le diable me possédait toujours.

"Aimez-vous ce que vous voyez?"

"Euh..."

Au ralenti, il détourna la tête et marmonna : « Désolé.

Il était sur le point de partir quand je l'ai rappelé.

« Arrêtez ! Henri, revenez tout de suite !

Ma demande est venue d'une voix aiguë. Il s'est glissé jusqu'à ma porte et m'a regardé comme un misérable gâchis.

Il baissa les yeux avec embarras, comme un élève surpris en train de fumer dans les toilettes de l'école.

"Qu'y a-t-il d'autre ?" marmonna-t-il.

"Viens ici maintenant!" J'ai commandé très majoritairement.

Son expression inquiète et perplexe fit place à la surprise. Il ne se serait probablement pas attendu à un tel ton.

"Tu veux que je... vienne à l'intérieur...?"

"Oui!"

Il est entré au trot et s'est arrêté à environ un mètre devant moi.

"Rapprocher un peu!"

Il est venu à bout de bras et a essayé, avec un succès limité, de dissimuler sa curiosité. Ses yeux glissèrent avidement sur mon corps.

« Vous n'avez pas encore répondu à ma question !

"Quoi..." il déglutit. "Quelle question...?"

Le pauvre Henri était tellement pris au dépourvu qu'il ne se souvenait vraiment plus de ce que je lui avais demandé.

"Je t'ai demandé si tu aimais ce que tu voyais."

Maintenant, Henri a pris le temps d'examiner mon corps en détail. Apparemment, il a pris ça comme une permission de me regarder.

"Euh... oui... bien sûr ! Tu es magnifique, Naomi."

Je tendis mon bras gauche et la pressai contre le renflement de son pantalon par en dessous.

"Pas plus?"

Quel était le problème avec moi?

Comme un chat qui chasse joyeusement une souris, je l'ai pris sur moi et je ne lui ai pas donné une chance de s'échapper.

"Oui bien sûr..."

"Bien sûr quoi ?"

J'ai augmenté la pression sur son pantalon, faisant continuer sa bite à grossir.

"Tu es très... sexy... une vraie blonde, je ne le savais pas," expliqua-t-il après avoir regardé mes poils pubiens blonds.

« Aimez-vous les poils pubiens ? »

"Oh oui, beaucoup. Complètement nu ressemble à un petit enfant. Mais je ne suis pas un pédophile."

« Es-tu tellement excité par mes poils pubiens ?

"Non seulement cela, tout ton corps est sexy."

Je claquai ma main sur le renflement, ce qu'il reconnut avec un cri de douleur.

"Alors ça te donne le droit de me regarder bouche bée et de t'exciter, espèce de cochon excité ?"

J'ai augmenté la pression sur sa bite dure.

"Non, bien sûr que non," admit-il immédiatement d'un air penaud.

"D'accord," répondis-je après un moment de réflexion. "Je pense que nous pouvons passer un petit marché. Après que tu m'aies vu me le faire, ce n'est que justice que je puisse te regarder le faire comme si tu te masturbais, n'est-ce pas ?"

« Tu veux que je me branle ici devant toi… euh… me masturbe ? il est sorti incrédule.

"Ça ou je dirai à ma mère que tu es un salaud qui s'est faufilé dans notre maison pour me surveiller en secret. Alors tu seras banni d'ici !"

"Non, s'il te plait, ne le fais pas," répondit-il anxieusement.

"Alors tu ferais mieux de faire ce que je dis," dis-je sèchement.

Toujours à contrecœur, il suivit mes instructions. Ses mains allèrent à la ceinture et la défirent. J'ai enlevé ma main du renflement et j'ai attendu qu'il retire son pantalon.

Quand j'ai vu la tente dans sa culotte, je n'ai pas pu m'empêcher de lécher mes lèvres sèches avec ma langue.

Merde, j'ai réalisé que j'étais excitée!

Mon orgasme de tout à l'heure n'avait pas vraiment contribué au soulagement, mais me rendait encore plus excitée. À mon lieu d'étude, je serais allé quelques pièces plus loin à une telle occasion et j'aurais eu une bonne baise avec un de mes amis.

Seul l'ami de mon frère était disponible pour moi ici !

Alors qu'il enlevait sa culotte, sa bite raide a jailli et a basculé dans ma direction. Son pénis visait dangereusement mon visage.

Involontairement, j'écartai les cuisses et caressai mes poils pubiens blonds avec les doigts de ma main gauche. La main droite a joué avec mes seins.

« Est-ce que je vais te rendre excitée si je fais ça ? »

"Tu m'excites depuis que je t'ai vu pour la première fois il y a cinq ans," répondit-il.

Que voulait-il dire par là?

Merde, est-ce que l'ami de mon frère est excité avec moi depuis si longtemps ?

Il me regarda avec de grands yeux. Son regard a balayé mes seins et mon entrejambe alors que sa main droite se refermait sur sa queue, la branlant frénétiquement.

J'ai vu ses efforts désespérés à un point culminant rapide pour s'éloigner de moi.

"Arrêt!"

Ma voix résonna bruyamment à travers la pièce. L'ami de mon frère me regarda, choqué.

« Ça ne va pas ! Tu bouges si vite que je ne le remarque même pas !

Docilement, Henri essaya maintenant de se branler un peu plus lentement. Le gland rouge me fascinait. Chaque fois qu'elle sortait du prépuce, la petite fente s'ouvrait. Des veines épaisses traversaient le pôle d'amour sous le bout de son pénis. Dans le scrotum ridé, les deux balles rebondissaient de haut en bas à chaque mouvement.

Je ne pouvais plus regarder ça.

L'humidité montait dans mon vagin et dégoulinait déjà sur le lit.

Je posai ma main gauche sur sa main droite et l'éloignai lentement de sa queue. Son phallus se contracta vers moi. Je pris son scrotum dans ma main et le massai tendrement.

« Ohhh... ahhh ! Naomi, qu'est-ce que tu fais ? » il gémit, puis cessa de gémir alors que je serrais un peu plus ses testicules.

"Je ferai ce que je veux !" ai-je sifflé.

Puis j'ai pris le bout gonflé de son pénis dans ma bouche. J'ai tété goulûment ce fruit défendu et savouré le goût acidulé salé. Je retirai ma main droite de mes genoux et l'enroulai autour de la tige de son carreau.

Sa respiration devint plus bruyante, plus saccadée.

J'ai suivi de près ses réactions. La liste des mecs que j'avais baisés était assez longue pour réaliser qu'il était sur le point d'être là. Maintenant, la question se pose de savoir comment procéder.

J'étais excitée, c'était sûr !

Le seul mec baisable autour se tenait devant moi avec son pantalon baissé et sa bite dans ma bouche.

est-ce que je le regretterais

J'ai dû gagner du temps.

Alors j'ai lâché sa verge, me suis penché en arrière et j'ai écarté les jambes.

« Maintenant, rends-moi la pareille et lèche-moi la chatte ! »

C'était méchant de l'affamer si près de son apogée, mais j'avais besoin de temps pour réfléchir.

C'était le meilleur ami de mon frère !

Un jeune garçon de dix-huit ans que je connaissais depuis des années.

Mieux si j'en finis tout de suite.

Mais j'ai dû reconnaître qu'Henri s'est bien occupé de moi jusqu'à présent. Sa langue était agile et rapide.

Damné!

Il savait très bien lécher !

A-t-il baisé aussi bien qu'il a léché ?

Il n'y avait qu'un seul moyen de le savoir !

« Mmmmm ! Tu te débrouilles bien », ai-je félicité le jeune homme.

En fait, il a levé la tête et m'a souri avec amour et tendresse.

Était-il amoureux de moi ?

Merde, je devrais vraiment m'arrêter là ou je lui briserais le cœur aussi. Ce serait définitivement mauvais pour mon karma !

Mais il avait déjà repoussé sa langue dans ma fente.

Condamner! Je pourrais aussi purifier mon karma dans ma prochaine vie.

« Tu veux me baiser ?

Le meilleur ami de mon frère n'a hésité que brièvement.

"Ouais, ouais... euh."

"Mais?"

« Es-tu sûr de vouloir ça ? Tu ne m'as même pas remarqué ces dernières années et maintenant tu veux coucher avec moi ?

« Le problème avec vous les hommes, c'est que vous parlez trop !

Henri se leva lentement.

Son sexe épais et raide montait et descendait devant lui. Il avait l'air délicieux ! Le gland pointait exactement vers mon vagin entr'ouvert par pure anticipation.

"Viens!"

C'était juste un mot. Je pris mes lèvres à deux mains et les écartai.

« Elle t'attend ! Viens me baiser !

Henri n'était qu'un homme, ce qui veut dire que son sang était allé dans son abdomen. En conséquence, il y avait une sous-alimentation dans son cerveau. J'aurais pu tout lui demander !

En un rien de temps, il fut complètement déshabillé. Il était très bien bâti, maigre, musclé, un Adonis de dix-huit ans.

Délicieuse!

Il a rampé sur mon lit et s'est allongé entre mes jambes. J'ai pris sa bite dure et l'ai guidé vers ma chatte aux cheveux blonds. D'une simple poussée, il a enfoncé sa bite dans ma grotte de plaisir.

Je me reculai et fermai les yeux.

Puis il s'est passé quelque chose auquel je ne m'attendais pas.

La plupart des mecs avaient commencé à me baiser fort, à me frapper comme un lapin amoureux.

Pas si Henri !

L'ami de mon frère, âgé de dix-huit ans, était aux commandes.

Il l'a pris lentement, faisant tourner son bassin, enfonçant sa bite dans tous les coins de mon vagin.

Paradis! C'était bien ça !

"Mhmmmm..." ai-je grogné, "... ouais... bien ! Allez-y !"

Sa main gauche attrapa mon sein droit, le fléchissant, jouant avec, le caressant, faisant tournoyer le mamelon, sans même arrêter ses poussées excitées.

Un baiseur multifonctionnel ! Cool!

Nos visages se rapprochèrent et nos lèvres se touchèrent. J'ouvris la bouche et laissai sortir ma langue. Il le suça avidement. La chaleur de la luxure a inondé mon corps.

« Henry ! Henry ! Je ne pensais pas que tu pouvais faire ça !

En nous embrassant nous nous sommes baisés plus impétueusement. À mon avis, il devrait en fait être sur le point de partir. Mais je n'étais pas encore prêt !

Le remarquant, il enroula ses bras autour de moi et nous fit rouler tous les deux pour que je sois allongée sur lui. J'ai profité de l'occasion pour monter sur sa puissante perche. Alors je lui ai donné la chance de saisir mes seins, de les mettre dans sa bouche à tour de rôle et de les caresser.

Ma chevauchée devenait de plus en plus vive, mon excitation devenait de plus en plus grande.

Maintenant, c'était moi qui était sur le point de jouir.

Je savais ce que je voulais.

Alors je me suis allongé sur lui et je nous ai remis en position de missionnaire. Henri a vu ce que je voulais.

Il a commencé à me baiser calmement et profondément, en veillant toujours à ce que sa bite touche mes zones sensibles près du clitoris.

"Mhmmm," grognai-je à nouveau. "Baise-moi plus fort!"

Comme demandé, il a augmenté le rythme. Sa grosse bite a labouré ma chatte comme un marteau à vapeur. Je ne pouvais pas croire l'endurance qu'il avait! Il m'a baisé profondément et fort et mon désir a augmenté à la même vitesse.

Je n'étais qu'à quelques instants de mon apogée quand il souleva son bassin et changea l'angle sous lequel il s'enfonça en moi.

J'ai pris une grande inspiration alors que sa bite touchait mon point G.

« Ohhh… ouaisiii ! »

Je n'étais pas capable de faire plus, parce que maintenant tout ce qui suivait était mon halètement. Mon désir augmentait à chaque poussée et il ne fallut que peu de temps pour que les vagues finissent par s'écraser sur moi. Comme un mâle, il a martelé sa bite en moi et j'étais trop heureux de me donner à lui.

J'ai joui en gémissant, jusqu'à ce qu'il se redresse soudainement et me fasse signe de me retourner.

Je n'étais toujours pas maître de mes sens et j'accédai maladroitement à sa demande.

Dès que je lui ai offert mon derrière, il a mis sa bite sur mon vagin et l'a enfoncé aussi profondément que possible. Il m'a baisé par derrière. Je me sentais comme une chienne en chaleur. Cette position a permis à son merveilleux pénis de pénétrer dans des zones de mon corps qui n'avaient jamais été touchées par un homme auparavant.

Je ne peux plus dire combien de temps il m'a utilisé. J'ai raté ces secondes parce que je profitais toujours de mon orgasme qui s'estompait.

Soudain, il a commencé à se contracter et a pompé son sperme dans ma chatte.

L'agréable chaleur de sa cyprine se répandit dans mon ventre. Après quelques poussées supplémentaires, tout était fini pour lui. Il a roulé sur le côté et m'a tiré avec lui jusqu'à ce que nous soyons allongés l'un à côté de l'autre dans la position de la cuillère.

Notre respiration était difficile

Soudain, j'ai entendu des bruits dans le couloir !

Mon jeune frère Lukas se tenait dans l'embrasure de la porte et nous a souri.

"Tout s'est très bien passé, Henri. Au fait, tu étais sexy quand tu étais en train de baiser."

"Quoi?" ai-je demandé complètement confus. J'étais sans voix.

"Les cotes des paris étaient si élevées qu'il ne pouvait pas refuser. Depuis deux ans, les paris sont sur quand Henri pourra te baiser. J'ai pris des photos incroyables avec mon iPhone comme preuve. Tu n'as pas remarqué combien de temps j'ai Je t'ai observé."

"Non... ça ne peut pas... pas..." balbutiai-je.

"Dépêche-toi Henri. On devrait s'occuper des gains des paris."

Henri se leva et s'habilla.

Avant de quitter ma chambre, il m'embrassa doucement sur la joue à nouveau.

"Tu es mignonne, Naomi. Je t'aurais baisée sans pari."

Puis j'ai réalisé que je n'avais pas oublié de fermer la porte d'entrée. Les deux garçons m'attendaient déjà.

Il avait été un jeu mis en place pour gagner un pari!

3

GORGES BOISÉES EN SUISSE !

Chaque année, quand il se réchauffe lentement, j'attends avec impatience le camp d'été en Suisse. Les dernières années ont toujours été de très belles semaines. La première fois que j'étais encore adolescent moi-même, c'est là que j'ai eu mes premières expériences sexuelles et je me sens toujours très à l'aise ici au grand air.

Mais le vent a tourné !

Maintenant, j'ai le droit de traîner avec les adolescents pendant la journée et de m'assurer qu'ils ne font pas ce que j'ai fait à l'époque. Je les connais encore tous, ces trucs et ces cachettes secrètes. Mon groupe cible est également différent maintenant : les soignants.

Cela impressionne énormément les femmes quand on peut s'occuper d'enfants. C'est la moitié de la bataille pour un quickie.

Si vous avez également l'air charmant et en forme, rien ne peut vraiment mal tourner.

J'étais le plus vif sur Lisa!

C'est la sœur cadette de mon meilleur ami Tobias. Comme chaque année, elle a organisé ce voyage pour l'église locale. Depuis que nous avons grandi presque comme des frères et sœurs en raison de mon amitié avec Tobias, je connaissais son développement physique. Elle est passée d'une simple fille à la poitrine plate à une jeune femme très érotique et belle.

Quand j'ai atteint le point de rendez-vous, Lisa était déjà là. Elle a toujours été très consciencieuse au sujet de l'organisation.

D'une distance de sécurité, je l'ai regardée alors qu'elle se tenait là dans le bus avec sa liste de participants. Son doux visage angélique et surtout ses petits seins proéminents, qui étaient visibles sous la chemise, m'ont immédiatement envoûté. C'était un tout petit sein, mais il lui allait bien et était mis en valeur par son physique délicat. Elle avait attaché ses longs cheveux blonds en queue de cheval. Elle a une silhouette fantastique, avec de longues jambes et des fesses gaies.

En bref : C'était une déesse !

Au fil du temps, de plus en plus de gens ont commencé à arriver, surtout les petits importuns et leurs parents. J'ai regardé autour de moi et j'ai reconnu la plupart des conseillers des années précédentes. Toutes étaient de jeunes jolies filles sauf Denise. Elle s'habillait toujours en noir, style gothique ! Je n'avais jamais été d'humeur pour de telles femmes.

Cette année, Tobias, mon meilleur ami et frère aîné de Lisa, était encore là. Depuis deux ans, il avait une petite amie stable et préférait passer ses vacances avec elle. Pendant trois mois, il était de nouveau célibataire.

Natalie est arrivée comme l'une des dernières superviseures. Elle était nouvelle cette année et semblait un peu ennuyeuse au début.

Dans le bus, j'ai immédiatement choisi le siège à côté de Lisa. Nous étions prêts à partir et quand le bus a démarré, elle a compté deux fois que tout le monde était là. Puis elle a distribué les laissez-passer du camp.

Puis elle s'est assise à côté de moi et a pris quelques respirations profondes.

Nous nous sommes brièvement regardés et avons souri. Comme nous nous connaissions depuis des années, il y avait une intimité confortable entre nous.

Malheureusement, je ne l'avais pas vue depuis quelques semaines car elle étudie les sciences de l'atmosphère à l'université d'Innsbruck. À ce jour, je ne comprends toujours pas de quoi il s'agit, mais je ne voulais pas lui demander à nouveau.

« Comment se passent vos études ? Y a-t-il quelque chose de nouveau ? » J'ai demandé.

me dit Lisa, rayonnante de joie.

"J'ai un petit ami depuis deux mois."

Tout d'un coup ma bonne humeur a disparu, j'ai dû avaler et bégayer légèrement.

"Génial...euhhh...je suis content, félicitations."

Pendant des années, j'ai espéré qu'elle tomberait amoureuse de moi. Je voyais en elle la mère de mes enfants, la femme de ma vie. Mais elle avait un petit ami à Innsbruck.

Stupides Autrichiens !

Donc, à la première halte, j'ai cherché les autres surveillants.

J'avais besoin d'une femme pour me changer les idées.

De plus, j'étais excitée et je voulais baiser.

Stupides Autrichiens ! Ils avaient pris tous mes espoirs à Lisa.

Eh bien, alors juste un autre superviseur.

Mais merde, personne n'était comme Lisa.

Je suis allé voir Tobias qui avait des pensées similaires. Il semblait aussi n'aimer aucun superviseur.

Les vacances ont commencé tout sauf bien.

Le camp était au milieu d'une vallée isolée dans les montagnes suisses. Jusqu'à présent, le lieu a été un gros avantage car les surveillants ne pouvaient pas sortir le soir pour rencontrer d'autres garçons. Ils devaient se contenter de nous. Mais maintenant, cela semblait devenir un inconvénient pour moi.

Après avoir traversé le tunnel Pfänder, nous avons atteint la Suisse. Sur l'autoroute, c'était à deux heures de route en direction de Saint-Gall. Puis nous avons atteint notre destination, le petit Walensee en Suisse orientale. Le camp était sur la rive nord près de la petite ville de Quinten. Le lac est à 419 m d'altitude. M. et a une superficie de 24 km^2. En été, c'était idéal pour nager et pagayer.

Nous avons humé l'air frais de la montagne. C'était toujours fascinant de voir à quel point l'oxygène était pur et revigorant. Complètement différent de ce à quoi j'étais habitué à Munich.

Les tentes pour 10 personnes qui ont été installées étaient probablement des vestiges de l'ancien temps de l'armée suisse. Ah ? La Suisse avait-elle même une armée ? Aucune idée! L'essentiel était que le fromage et le chocolat étaient délicieux.

Puis nos protégés ont été répartis dans les dortoirs. Il y avait une tente pour chaque soignant.

Alors que les soignants étaient pleins, nous n'étions que cinq hommes soignants. Nous avons généreusement proposé qu'une ou deux filles supplémentaires puissent rester avec nous, mais malheureusement elles ont décliné cette offre.

Les premiers jours ont été stressants, juste épuisants !

Il fallait constamment surveiller ce que faisaient les petits diables.

Malheureusement, rien ne s'est bien passé avec les filles non plus.

J'ai dû réaliser que presque tous étaient fermement assignés.

Où étaient les nombreuses femmes célibataires dont on parlait toujours dans les médias ? Du moins pas ici en Suisse !

J'ai fait deux autres avances vers Lisa, mais elle m'a bloqué. Au deuxième essai, elle m'a averti que je devais accepter le fait, sinon elle verrait notre amitié en danger.

Un soir, je me suis assis autour du feu de camp avec Tobias, et les choses n'allaient pas mieux pour lui non plus. Nous avons parlé de la grande excursion d'une journée le lendemain, qui ne nécessite qu'environ la moitié des soignants.

Nous avions le jour de congé, pour ainsi dire, et imaginions ce que nous pourrions faire de belles choses. Nous avons donc opté pour une sortie masculine au sens classique : sport et bière. Nous nous livrions d'abord à une activité physique en pagayant le long du lac, puis buvions notre chagrin pour les femmes disparues. C'était un bon plan B.

Au début du voyage, on sentait le calme descendre sur le camp. Tobias et moi avons frappé un autre coup sur l'oreille.

Nous avons commencé notre visite sous le plus beau soleil de midi. Armés d'une barque et de pagaies, nous sommes allés au bord du lac de Walen.

D'une distance sûre, nous avons vu Natalie prendre un bain de soleil sur la jetée. Nous l'avons observée à distance de sécurité. Elle n'avait pas forcément l'air laide, c'était plutôt ennuyeux. Cela a également été souligné par ses vêtements peu flatteurs : elle portait un t-shirt gris ample et un short rouge jusqu'aux genoux. Vous ne pouviez même pas voir un soupçon de seins sur elle. Peut-être qu'elle avait un peu trop de graisse sur ses côtes ? Elle semblait antisportive et ressemblait davantage à une femme au foyer avec deux enfants.

J'ai regardé Tobias et nous avons convenu sans mots qu'elle était probablement la dernière chance pour ce camp.

"Je ne suis pas sûr cependant, je pense qu'elle a aussi un petit ami."

Je vous remercie pour ces encouragements.

Nous nous sommes approchés de la jetée et Natalie nous a reconnus.

"Bonjour, on dirait que vous voulez aller pagayer."

Je regardai brièvement Tobias. Comment répondre à une affirmation aussi intelligente ? Pensait-elle qu'on irait skier en bateau et en paddles ?

ai-je répliqué succinctement.

"Bonjour Natalie, on va juste se promener avec les pagaies. Les petits aussi ont besoin d'exercice."

Elle me regarda légèrement confuse. Condamner! Depuis que j'avais probablement perdu ma dernière chance de faire l'amour.

Tobias était un peu plus ouvert et amical.

"Voulez vous venir?"

"Si ça te va?"

"Dégagez! Entrez, sinon je n'aurais pas demandé."

Une fois dans le bateau, Natalie est également montée à bord. La tournée de pagaie a déjà commencé.

« Avez-vous un objectif précis ? » elle a demandé.

« Oui, j'ai toujours voulu pagayer jusqu'à l'île de Chive. Je n'y suis jamais parvenu depuis des années."

« L'île de la ciboulette ? » demanda-t-elle comme si je l'avais baisée.

"Ça s'appelle vraiment comme ça", a déclaré Tobias, qui a probablement fait une impression plus confiante sur Natalie.

"C'est une petite île au milieu du lac," expliquai-je.

"Ça a l'air bien."

Natalie s'assit en face de moi et je la regardai à nouveau.

J'avais encore certains doutes. Mais l'espoir du sexe était plus fort. La tournée était par ailleurs plutôt calme. Nous sommes arrivés à la petite île de ciboulette, avons sorti le bateau du rivage, avons sorti les couvertures et nous nous sommes installés confortablement.

Nous avons parlé, posé des questions et essayé de la détendre un peu. Mais elle répondit plutôt taciturnement et avec réserve. Alors on a changé de sujet et on a parlé des jeunes du camp et de ce que les petites nuisances avaient fait. On sentait que ce sujet la rendait un peu plus bavarde.

Un peu plus tard, j'ai fait signe à Tobias avec mes yeux que je voulais me baigner. Nous nous sommes levés tous les deux presque en même temps.

"Assez bavardé, allons nager."

Natalie parut légèrement surprise.

"Je n'ai pas de maillot de bain avec moi !"

"C'est une bonne chose, parce que nous non plus."

Son regard semblait toujours incertain. J'ai essayé de la convaincre.

"Hé, nous sommes tous des adultes. Je promets de ne pas détourner le regard de toi."

Je me suis complètement déshabillé et j'ai rapidement sauté dans l'eau. Tobias m'a suivi et a appelé Natalie, "Allez, c'est magnifique."

"D'accord, s'il le faut."

Nous l'avons regardée joyeusement alors qu'elle s'agitait. Elle se déshabilla, couvrant ses seins et son entrejambe avec ses mains tout en courant rapidement dans l'eau. Malheureusement, nous n'avons pas pu voir grand-chose de son corps.

Était-elle simplement inhibée ?

Son corps était-il gênant pour elle ?

Certes, elle ne pouvait pas tenir une bougie à Lisa. Mais nous avons senti qu'elle nous regardait. Avait-elle un petit ami ? Heureusement non.

Nous avons lutté dans l'eau et essayé de les impliquer. Alors on sautait souvent hors de l'eau, on la touchait aussi. Elle a plaisanté.

Après en avoir eu assez de l'eau fraîche, nous sommes ressortis à nouveau. Natalie semblait un peu plus détendue. Heureusement, j'avais apporté une serviette supplémentaire pour pouvoir lui en offrir une. Nous avons essayé de l'étudier pendant qu'elle se séchait. Elle s'est ensuite enveloppée dans la serviette.

"J'ai soif. Toby, donne-nous quelque chose de ton sac à dos," criai-je en faisant un clin d'œil à Tobias. Il a sorti un pack de six canettes de bière de son sac à dos et en a également offert une à Natalie.

"Je ne pense pas que la petite puisse gérer quelque chose comme ça," ai-je répliqué et semblé avoir touché son nerf sensible.

Elle a défié. « Bah ! Donnez-moi le rôle ! »

Nous avons trinqué ensemble. Natalie a essayé d'ouvrir la canette d'une manière totalement cool et a pris une profonde gorgée tout de suite. Ses expressions faciales en disaient long, elle n'aimait probablement pas la bière. Elle l'a littéralement étouffé. Mais elle voulait avoir l'air décontractée et a pris une autre gorgée. Quand la canette était à moitié vide, elle était déjà un peu pompette.

Elle est devenue drôle et a rigolé. Je regarde Tobias, nous avons hoché la tête l'un vers l'autre.

J'ai défié Nathalie.

« Je parie que vous ne pouvez pas avaler le reste de la boîte d'un seul coup ! »

"Ha, ça va... on verra."

Elle a commencé. En fait, elle a vidé la bière. Maintenant, elle marmonnait et se balançait un peu. J'ai fait signe à Tobias des yeux qu'il devait ranger la bière.

« Tu vois, je ne suis pas… euh… petit.

"Non. Tu as bien grandi," répondit Tobias.

Encore une fois, nous avons établi un contact visuel et avons essayé de faire un geste pour les prochaines étapes. Je laissai donc mon regard vagabonder sur ses seins. J'ai fait semblant de perdre l'équilibre et j'ai tiré sur sa serviette qui est tombée par terre. Elle se pencha pour ramasser la serviette pendant que nous regardions fixement ses seins nus.

« Ne regardez pas, cochons. Vous n'avez jamais vu de femme nue ?

"Oui, bien sûr que nous l'avons fait. Mais pour le moment, il n'y a que toi. Et nous pouvons jeter un coup d'œil, n'est-ce pas ?" Tobias a répondu.

Natalie a repris la serviette et a voulu l'utiliser pour couvrir ses seins.

« Vous êtes des lubriques, oui. Alors ! Assez cherché.

Je tirai à nouveau sur sa serviette.

« Oh, allez. Voyons voir !

"Non..."

Maintenant, j'ai cligné des yeux vers Tobias et j'ai planifié une autre attaque. Nous avons doucement retiré la serviette et ses mains. Au début, nous sentions encore une certaine résistance, mais après que les parties les plus importantes du corps aient été libérées, elle n'a plus résisté.

Elle a marmonné un peu plus.

Je n'étais plus sûr de sa situation à ce moment-là. Elle ne semblait pas aussi anxieuse qu'au début, on pouvait déjà sentir la fierté en elle. La fierté d'avoir un jour traîné sur la plage avec deux beaux mecs qui s'intéressaient à elle. Dans mon esprit, j'appliquais la règle numéro un face aux questions : Félicitations ! Alors j'ai essayé d'apprécier son corps.

"Les deux seins sont vraiment jolis !"

J'ai de nouveau fait un clin d'œil à Tobias. Presque simultanément, nous avons commencé à lui frotter les seins. En même temps, elle a perdu toute timidité et s'est probablement laissé tomber sous les effets de l'alcool. Nous avons senti comment la luxure et le désir montaient lentement en elle.

Elle ne protesta que légèrement.

"Hey que fais tu?"

« Rien que tu n'aimes pas », ai-je répliqué en prenant son sein dans ma bouche. Je laisse ma langue danser sur son mamelon raide.

« Ooooooh ! Oooh ! Qu'est-ce que tu me fais ?

Je l'ai sentie devenir vraiment excitée et je l'ai poussée au sol. Tobias fit courir sa main sur ses cuisses. Au bout d'un moment, elle ouvrit volontairement les jambes. Tobias a atteint son but. Il a joué dans son triangle pubien et a senti sa moiteur.

Lentement, il enfonça un doigt dans sa colonne.

Nathalie gémit. Tobias m'a montré à travers ses doigts mouillés à quel point elle était déjà mouillée et excitée.

"Bien, lèche-le !" Je lui ai commandé.

Tobias s'agenouilla devant sa honte. Natalie ouvrit davantage ses cuisses pour accueillir sa tête. Dès qu'il posa sa langue, elle gémit bruyamment. Heureusement, il n'y avait personne autour qui pouvait l'entendre. Apparemment, le toucher était déjà trop pour elle. Elle recula légèrement.

J'ai pris soin de ses seins, sucé et léché ses mamelons.

"Est-ce que tu aimes ça, Nathalie?"

"Yeah Yeah!"

"Avez-vous été léché plusieurs fois?"

"Nooon, première fois"

"Es-tu toujours vierge?"

"Nooon, j'ai déjà..."

Elle était tellement excitée et ivre. Nous aurions pu lui demander n'importe quoi. Mais j'ai préféré dévoiler nos plans.

« Bien, parce qu'après on va vous baiser tous les deux, d'accord ?

"Ouissssssssssssssssssssssssssssssssss ensemble

Tobias a fait du bon travail. Il avait une langue très rapide. Je me suis consacré à ses seins.

Soudain, j'ai senti un tremblement se répandre dans son corps.

"Ouais, ouais, bon, allez, ouais, je cooooom!"

Puis il a vraiment tremblé. Elle a crié son orgasme à haute voix.

"Oh, c'était bien, si bien," gémit-elle après s'être un peu calmée.

Pendant ce temps, nos bites étaient vraiment dures. Par mesure de sécurité, nous avons ouvert une autre canette de bière et la lui avons offerte. Elle en but avidement. Puis nous avons pris la boîte de conserve de sa main et l'avons aplatie sur la couverture. Tobias a rampé entre ses jambes, a écarté ses cuisses et a poussé son pénis dur dans sa colonne sans grands mots.

"Oh, c'est beau et serré !" Il haletait.

L'anticipation bouillonnait en moi, mais je devais encore attendre. Natalie a reconnu presque chaque poussée avec un gémissement.

"Oui, oui, oui, plus profondément," demanda-t-elle.

"Aimez-vous ma bite?" Il a demandé.

"Oui, c'est bien, poussez-le bien et profondément!"

« Est-ce que je te baise bien ?

"Ouais, tu es génial."

« Eh bien, tu es bonne à baiser aussi. C'est comme cela devrait être."

"Alors fais-moi bien. Oui exactement."

Parfois, Tobias parlait trop pendant les rapports sexuels. Mais je ne voulais pas me plaindre, elle a joué le jeu, c'est le principal.

Alors que je m'agenouillais à côté d'eux deux, j'ai accidentellement découvert une caméra vidéo qui était tombée du sac à dos de Toby. Je l'ai allumé et j'ai filmé les deux en train de faire l'amour. Qui sait ce que vous pourriez en faire plus tard. Comme un rappel. Ou de changer d'avis dans le prochain camp, s'il n'y a plus que des femmes emmenées là-bas. Tobias avait une bonne emprise sur elle, il l'a percutée comme un lapin.

Puis les deux s'embrassèrent brièvement. Toby est allé encore plus vite, la baisant encore deux ou trois fois, puis il a joui. Dès qu'il a pompé son sperme dans son vagin, il a bondi et m'a pris l'appareil photo. Il filma maintenant Natalie de près, allongée sur la couverture, les cuisses écartées. J'ai entendu la caméra zoomer.

Maintenant, il l'a interviewée.

« Est-ce que tu viens de te faire lécher et baiser ?

"Oui"

"As-tu aimé?"

« Ouais, c'était super génial.

"Tu trompes ton petit ami en ce moment, n'est-ce pas ?"

"Oui. Mais aussi excité que tu viens de me baiser, il sera bientôt mon ex-petit ami."

"Tu es une garce plutôt sexy."

"Merci, faites ce que vous pouvez."

« Tu veux que Ben te baise maintenant ?

"Oui s'il te plaît."

"Donc dis-le."

"S'il te plaît, Ben, baise-moi."

On pouvait sentir son taux d'alcool. Parce que de telles choses sont rarement dites sobrement. Mais au plus tard cette petite interview a apporté de la clarté.

Elle avait un petit ami, mais apparemment ce n'était pas une relation heureuse. Quoi qu'il en soit, on m'a demandé de la baiser, donc je ne voulais pas refuser sa demande de gentleman.

J'ai regardé son triangle brun clair de poils pubiens, je me suis agenouillé entre ses cuisses écartées et j'ai frotté mon gland à travers sa fente.

J'ai lentement poussé mon pénis dans sa grotte de plaisir.

Tobias n'avait pas exagéré, son vagin était vraiment très serré. J'avais l'impression de la déflorer. Natalie inspira et expira frénétiquement. Elle semblait légèrement blessée alors que je la pénétrais avec mon pénis. Tobias n'est pas mal équipé, mais le mien est un peu plus grand. Je glissai lentement plus loin dans sa gorge, le sortis à nouveau et m'enfonçai encore plus profondément.

« Est-ce que je te fais mal ?

"Non, baise-moi."

Je ne me suis pas laissé répéter une telle demande deux fois. Tobias a essayé quelques gros plans avec la caméra et a mené une autre interview.

« Est-ce qu'il te baise bien ?

"Ouais!"

« Est-ce qu'il a une queue plus longue que ton ex-petit ami ?

"Et wiii!"

« Comment ça va pour toi, Ben ? »

"Génial, une salope vraiment excitée. On va bien s'amuser avec."

Heureusement, Tobias s'est limité aux quelques questions cette fois. Plus aurait été ennuyeux.

J'entrais et sortais d'elle plus vite maintenant, poussant de plus en plus profondément. Je touche probablement aussi des zones en elle qui n'avaient jamais été touchées auparavant. Je pouvais sentir son bassin pressé contre moi à chaque poussée. La sueur coulait déjà sur notre peau nue. Puis il se contracta violemment dans sa chatte.

Elle a crié si fort que j'ai eu mal au conduit auditif.

Mais les convulsions m'ont aussi aidé à jouir. Nous avons haleté et gémi, nous nous sommes regardés dans les yeux, puis nous nous sommes embrassés profondément. Avec une énorme explosion, j'ai pompé mon sperme dans son utérus. Je sentis ses muscles vaginaux vibrer violemment sous mes giclées de sperme. C'était super. Natalie était un super jouet de baise!

Puis j'ai roulé sur son corps svelte. Il nous a fallu quelques minutes pour reprendre conscience tandis que Tobias a pris quelques gros plans supplémentaires d'elle.

Natalie était encore totalement excitée. "Wow, c'était quelque chose."

"C'était génial. Es-tu toujours aussi bon ou est-ce juste nous?" Je lui ai demandé.

« À vous. Juste vous deux !

Nous avons bu une autre tournée de bières et avons ainsi maintenu leur niveau élevé.

« Que diriez-vous d'un petit dessert ? demanda Tobias.

"Qu'est-ce que vous avez à offrir?"

"Tu peux mettre ma bite dans ta bouche."

"D'accord, ça a l'air délicieux."

J'ai pris la caméra et j'ai filmé les deux. Natalie avait l'air un peu hésitante. Elle a pris son pénis et a commencé à le lécher avec sa langue. Vous pouviez littéralement voir qu'elle ne l'avait pas fait si souvent auparavant.

Mais Tobias l'a motivée avec plus de compliments.

"Wow, c'est vraiment bien. J'ai eu de pires fellations."

Je l'ai vue s'efforcer de bien faire. Sexuellement, elle était encore assez verte derrière les oreilles. Tu pourrais probablement en faire une vraie garce.

"Oh continuez comme ça. Génial. Oh ouais. Prenez-le au fond de vous", lui a-t-il demandé de continuer. Et elle a fait ça aussi. Maintenant, Tobias a pris les devants. Il saisit sa tête et détermina le rythme.

"Oui, oui, oh, c'est bon. Je suis sur le point de jouir dans la bouche de la chienne!"

Ses jambes se mirent à trembler, il gémit de façon incontrôlable et martela son membre dans sa bouche chaude. Son phallus pulsa, les premières éclaboussures atterrirent en plein dans sa gorge. Après qu'elle eut tout avalé, il la relâcha, Natalie s'effondra, respirant fortement. Elle s'essuya la bouche. En tout cas, elle avait l'air d'aimer ça.

« Tu n'es vraiment pas mauvais comme joueur de vent ! »

"Ouf, alors c'est comme ça que les bulles se passent. Pas si mal."

J'ai remis l'appareil photo à Tobias et je me suis tenu devant elle avec ma bite.

"Si vous l'aimez tant que ça, alors allez-y."

"Et moi?" demanda-t-elle dans l'expectative. "Je veux avoir à nouveau ces sensations excitantes."

"D'accord, alors Route 69 !"

Je m'allongeai sur le dos et la poussai sur moi. Puis je sentis sa langue sur mon gland. En même temps, j'ai commencé à mordiller ses poils pubiens avec mes lèvres.

Elle a finalement réussi à prendre complètement mon gland dans sa bouche. Elle lécha sa langue tout en frottant ses dents sur ma peau sensible.

C'était super.

Entre-temps, j'avais trouvé mon chemin à travers ses cheveux intimes et poussé ma langue dans sa colonne. Je l'ai enfoncée aussi profondément que possible. Pourquoi n'avais-je pas de langue de pied ? Je serais le dieu de la lèche !

Hélas, je n'étais qu'un mortel, mais en plus de ma langue j'avais un doigt ! Une tâche m'est venue.

Il y avait une entrée intacte juste au-dessus de mon nez.

Passionnant!

J'ai brièvement poussé mon index dans son vagin pour l'humidifier suffisamment. Puis j'ai massé son anus ridé. Son sphincter a eu des spasmes et des contractions à mon contact. Cool!

Alors que mes lèvres cherchaient son clitoris, mon index massait son anus. J'ai poussé mais je n'ai pas pu entrer alors qu'elle serrait les fesses.

Puis mes lèvres ont trouvé son clitoris. J'ai sucé sa perle de plaisir sur ma langue et l'ai mordillée doucement. Elle avait l'air d'aimer ça !

Elle a craché mon pénis et a crié fort. À ce moment, elle a relâché son sphincter. J'en profitai immédiatement et glissai mon doigt dans son ventre.

Soudain, ses cris cessèrent.

Elle ne semblait pas aimer le fait que mon index balayait ses parois intestinales. Je mordis son clitoris rapidement, semblant la distraire de mon doigt alors qu'elle recommençait à crier.

Ou ai-je mordu trop fort ?

Quoi qu'il en soit, j'ai sucé et grignoté jusqu'à ce qu'elle se calme.

Tobias est venu devant son visage avec la caméra.

« Comme ce que fait Ben ? »

« Il m'a mis un doigt dans le cul !

« Oui, je sais, je l'ai filmé. Tu aimes ça ?

"Non, dis-lui de mettre ce doigt dans son propre cul."

"Il ne m'écoute pas."

« Que puis-je faire pour qu'il arrête ça ?

"Tu devrais continuer à lui sucer la bite, une fois qu'il a un orgasme ton corps perd tout intérêt."

"Bonne idée."

Elle a immédiatement remis sa bouche sur mon pénis.

J'avais trouvé l'interrupteur secret pour un sexe oral parfait !

Plus j'enfonçais mon doigt fort et profondément dans son ventre, plus elle suçait ma bite avec luxure.

Je pouvais contrôler le battement, le rythme et la vitesse de son activité de soufflage avec mon doigt dans son anus.

Était-ce le changement que j'avais toujours voulu chez une femme ?

Était-il caché sur les parois internes de ses intestins ?

Recevrais-je le prix Nobel pour cette découverte révolutionnaire ?

Quoi qu'il en soit, j'ai baisé son anus de plus en plus vite.

En même temps, je sentais mon sperme quitter mes testicules et chercher le chemin de la liberté.

Alors tout en moi a explosé.

J'ai atteint un point culminant sensationnel et pompé mon sperme dans sa gorge. Elle avala et avala, mais ne put tout faire. Je pouvais voir des brins de sperme suspendus aux coins de sa bouche.

Après avoir eu mon orgasme, son corps est devenu vraiment inintéressant. J'ai retiré mon doigt de son cul et lui ai donné une forte claque sur les fesses et je l'ai poussée sur le côté.

Puis nous nous sommes allongés sur la couverture pendant un long moment, complètement épuisés.

Nous avons de nouveau sauté nus dans le lac et nous nous sommes rafraîchis.

Nathalie semblait ravie.

Au bout d'un moment, la faim nous a ramenés au camp.

Dans les jours suivants, nous avons souvent profité de l'occasion pour baiser avec Natalie. Elle est devenue gourmande et insatiable.

Au clair de lune, c'était vraiment romantique. Et quand l'occasion s'est présentée, nous nous sommes également promenés dans les bois pendant la journée. Elle s'agenouillait généralement d'une manière ou d'une autre et nous la baisions par derrière.

Quand nous sommes revenus à Munich, nous nous sommes séparés.

Un peu plus tard, Lisa, la sœur de Tobias, m'a appelée. Elle m'a dit qu'elle avait rompu avec son petit ami et qu'elle voulait me rencontrer.

Lise ! Ma déesse! Mon amour.

Qui était encore Natalie ?

4

LA FENÊTRE DU BONHEUR !

D'accord, cela peut sembler étrange, mais à vingt-deux ans, je vis toujours dans le grenier de la maison de mes parents.

Tous mes amis à cet âge avaient déjà leur propre appartement ou une petite amie stable.

C'était mon deuxième problème.

Je n'avais pas de copine !

Je suis célibataire depuis cinq ans maintenant. Je n'ai pas non plus eu de liaisons ni d'aventures sexuelles à court terme. Le seul érotisme de ma vie m'a été donné par ma main droite.

Ce n'était pas mon apparence. J'étais un beau mec, avec des cheveux châtain foncé, des yeux verts et un corps mince et athlétique.

C'était Chloé !

C'est la sœur cadette de mon meilleur ami Tim et elle habite juste à côté. Je suis tombé amoureux de Chloé il y a cinq ans. Depuis ce temps, je n'ai pas été en mesure d'approcher, de parler ou de sortir une autre femme. Je n'ai pensé qu'à Chloé; matin, jour et nuit. Dans mes rêves et dans la réalité.

Je pouvais voir directement dans sa chambre depuis ma lucarne. Alors je me tenais devant la fenêtre matin, jour et nuit dans l'espoir d'apercevoir l'amour de ma vie. Tant que Chloé habitait de l'autre côté de la rue, je ne quitterais jamais la maison de mes parents, même à quatre-vingts ans.

Par conséquent, je n'ai pas trouvé le temps de poursuivre mes études ou de sortir avec des amis. La fenêtre ne le permettait pas, je ne pouvais pas laisser la vitre seule.

Mes parents et mes amis avaient maintenant de sérieux doutes sur ma santé mentale. Peut-être qu'ils avaient raison. L'amour n'était-il pas une forme de folie ?

Parfois, Chloé me voyait même debout près de la fenêtre et me faisait signe.

À un tel moment, mon cœur s'est arrêté.

Quand il faisait noir, je pouvais regarder la sœur de mon amie dans sa chambre sans être remarquée. Elle avait une silhouette élancée et athlétique et de longs cheveux blonds, qu'elle portait pour la plupart en queue de cheval.

Un soir, je n'ai réussi à entrer dans ma chambre qu'un peu après 23 heures. Je regardais le football avec mon père dans le salon. C'était le match de Ligue des champions entre le Bayern et Arsenal. Malheureusement, je n'ai pu regarder Sky que chez mes parents. Mon humeur n'était pas au top car le Bayern a également perdu 2-0. C'était ma seule passion à part Chloé, soit dit en passant; Bayern Munich.

Rien que pour ça, certains attesteraient de ma folie.

Mais de toute façon, je suis venu dans ma chambre après le match. Mon premier chemin était bien sûr vers la fenêtre. J'ai remarqué que la lumière était toujours allumée dans la chambre de Chloé.

Elle était allongée complètement nue sur son lit !

Il n'y avait aucun doute sur ce qu'elle faisait !

Elle s'est masturbée !

La vue m'a coupé le souffle. Je me suis arrêté net et j'ai vu qu'elle était sur le point de se baiser avec deux doigts de sa main droite. Avec l'index et le pouce de sa main gauche, elle pétrit, pressa et tira son mamelon dur sur son sein droit.

J'ai immédiatement ressenti un picotement entre mes jambes. Un mélange d'amour et de luxure a surgi dans mon corps. Mon pénis est devenu dur!

Pendant que je la regardais, je massais ma bite au même rythme qu'elle se pénétrait avec ses doigts.

Nous étions un, en amour, en esprit, en âme et en vitesse de branlette. Du moins je l'espérais.

Soudain, elle a tourné la tête et m'a regardé droit dans les yeux !

Elle m'a regardé dans les yeux sans s'arrêter de se doigter.

pourrait-elle me voir

J'étais debout dans le noir.

Mais je pouvais sentir son regard entrer dans mon cerveau à travers mes yeux et trouver son chemin dans mon cœur.

Involontairement, je reculai d'un pas. Mais il était déjà trop tard, car Chloé a brièvement levé la main et m'a fait signe.

Maintenant je l'ai vu. J'ai laissé la lumière de la cage d'escalier allumée pour qu'elle puisse voir ma carrure par la fenêtre.

J'ai levé la main avec embarras et j'ai fait un signe de la main en retour. Puis je sortis de la fenêtre et fermai rapidement les rideaux.

Merde, elle m'avait effectivement surpris en train d'armer !

Bien sûr, c'était incroyablement embarrassant ! Mais d'un autre côté c'était de sa faute, après tout, elle aurait pu tirer ses rideaux !

Pour me calmer, je suis allé dans la cuisine, je me suis versé une bière blanche et j'ai bu une longue gorgée.

Te voir m'avait rendu totalement excitée !

Se masturbait-elle encore ?

Elle avait probablement tiré les rideaux maintenant.

Mais j'étais curieux.

Je retournai dans ma chambre mansardée, éteignis la lumière, passai derrière le rideau et l'écartai un peu.

À ma grande surprise, Chloé n'avait toujours pas fermé ses rideaux et était toujours allongée sur son lit, se masturbant vigoureusement.

Elle ne semblait pas trop gênée que je puisse la regarder se branler. Elle n'était donc probablement pas prude.

Pendant ce temps, elle massait son clitoris avec des mouvements de va-et-vient rapides.

Juste au moment où je baissais mon pantalon, berçant ma bite dure, elle s'est soudainement levée, s'est mise à genoux, a attrapé un grand oreiller au bord du lit et l'a glissé entre ses jambes.

Alors elle l'a vraiment fait !

Elle a commencé à frotter son vagin contre l'oreiller avec de larges mouvements de va-et-vient de ses hanches.

Elle a baisé l'oreiller !

"Oh mon Dieu!" J'ai gémi.

Un autre contact aurait suffi et mon sperme aurait claqué contre la vitre.

En regardant la chevauchée sauvage de Chloé sur son oreiller, j'ai rapidement enlevé mon pantalon et branlé ma bite.

Un peu plus tard, mon corps a tremblé et j'ai pompé ma semence sur le parquet. Je suis venu très fort et pouvais à peine me tenir debout, mes genoux tremblaient. Alors que mon orgasme diminuait lentement, j'ai titubé jusqu'à la salle de bain. Quand je suis arrivé là-bas, j'ai d'abord bu de l'eau froide, lavé mes mains et mon visage brûlant. Après une douche, je me précipitai vers ma fenêtre.

Mais Chloé avait entre-temps fermé les volets, il n'y avait donc rien de plus intéressant à voir. Elle avait probablement atteint son apogée il y a longtemps aussi.

Le lendemain soir, je suis rapidement allé au supermarché. Je venais de payer et je sortais mon caddie du magasin quand soudain Chloé s'est approchée de moi.

Je m'attendais à ce qu'elle se plaigne de mon armement hier, mais elle s'est dirigée vers moi avec un sourire amical.

"Bonjour, Harry," dit-elle de sa merveilleuse voix. "Comment allez-vous?"

"Euh... bonjour Chloé, merci... euh je vais bien et pour hier, je suis vraiment désolée ! Je ne voulais pas te regarder... euh, j'allais fermer les rideaux et.. . » J'ai bégayé d'embarras.

"... et puis tu ne pouvais pas détourner le regard, n'est-ce pas ?" elle me sourit d'un air taquin, ce qui me découra encore plus.

"Oh, non, non ! J'alors... j'ai voulu...", balbutiai-je un peu paniqué.

« D'accord ! Tu n'as pas à t'excuser ! J'aurais pu tirer les rideaux ! signifie », a-t-elle expliqué.

"Euh... non... pas vraiment."

« J'aime quand tu me regardes depuis ta lucarne. Ça m'excite, je suppose que je suis un peu exhibitionniste ! »

Elle m'a souri.

"Oh, d'accord, si c'est le cas, alors je suis soulagé. Je pensais t'avoir dérangé."

"Non, au contraire ! J'ai trouvé ça cool !"

Elle me sourit effrontément au visage.

"Malheureusement, je dois y aller maintenant ! A bientôt," balbutiai-je.

"Oui, j'espère à bientôt", a déclaré Chloé dans un adieu amical.

Quand je suis rentré, j'ai dû trier mes pensées.

Chloé une exhibitionniste ?

Ça ne te dérangeait pas que je te surveille secrètement ?

Plus il se faisait tard, plus je restais à ma fenêtre et je l'attendais. Mais tout était encore sombre.

Alors que je perdais lentement espoir, j'ai soudainement remarqué une lumière dans sa chambre.

J'ai rapidement éteint la télé et la lumière. Je me cachai derrière le rideau et regardai envoûté.

Il n'y avait rien à voir pendant quelques minutes angoissantes, mais elle entra soudainement dans la pièce. Elle avait enroulé une grande serviette de bain autour de son corps et séchait ses cheveux mouillés. Apparemment, elle venait de prendre une douche.

À mon grand plaisir, elle n'a pas tardé à ouvrir la serviette de bain et à la poser sur le dossier d'une chaise. Maintenant, elle se tenait nue dans sa chambre, séchant toujours ses longs cheveux blonds.

Son beau corps mince était bronzé et en bonne forme. Elle avait de beaux seins pointus avec de gros mamelons. Son cul serré était facile à mordre. Ses parties intimes étaient recouvertes d'un triangle de poils pubiens blonds.

Par sage prévoyance, je n'avais enfilé qu'une chemise ample. Mon pénis pendait librement entre mes jambes.

Chloé s'était depuis mise à appliquer de la lotion sur ses bras et ses jambes. Puis ses mains errèrent plus loin sur son ventre élancé jusqu'à ses seins. Encore une fois, elle versa de la lotion dans sa main et la frotta lentement et joyeusement avec ses deux mains sur ses beaux seins. Le crémage devint caressant et enfin pétrissage tendre.

Elle a visiblement apprécié. Même à cette distance, je pensais pouvoir dire que ses mamelons étaient durs et gonflés. Tout comme mon pénis !

Chloé posa une jambe sur le bord du lit, écarta les jambes, versa de la lotion dans sa main et se mit effectivement à crémer son vagin, ou plutôt à le masser avec délectation.

J'ai soudain remarqué qu'elle regardait dans ma direction !

Elle ne pouvait pas me voir. La lumière était éteinte et je me cachais derrière le rideau.

Pourquoi regardait-elle toujours ma fenêtre ?

Pouvait-elle sentir que je la regardais ?

J'ai donc pris une décision spontanée !

Je me précipitai vers la table basse et allumai la lampe. Puis je suis retourné à la fenêtre et j'ai écarté le rideau.

Après un moment d'hésitation, je suis passé torse nu devant la fenêtre et j'ai regardé Chloé

Nos regards se sont croisés !

Je levai brièvement la main et lui fis signe. Sans s'arrêter de masser sa vulve blonde avec sa main droite, elle leva la main gauche et lui fit un signe de la main.

Mon cœur battait !

Alors que je la regardais se masturber, j'ai pris ma bite dure en coupe et j'ai doucement retiré le prépuce. Mon gland palpitait et aspirait à plus de contacts.

Elle s'est finalement allongée sur le dos sur son lit, ses parties intimes pointant directement dans ma direction. Puis elle plia les jambes, écarta les cuisses et me fit un sourire conspirateur. J'avais une vue parfaite sur ses lèvres légèrement entrouvertes.

Elle a mis les deux mains à gauche et à droite de sa colonne et m'a présenté sa colonne humide ! Un frisson brûlant parcourut mon corps à cette vue incroyablement brûlante !

De l'angle et de la hauteur de mon cadre de fenêtre, j'étais certain que Chloé ne pouvait me voir que jusqu'à environ mon nombril, donc elle ne pouvait que deviner ce que je faisais à mon sexe.

Mais je ne voulais pas la priver de ça !

Cela aurait été injuste. Alors j'ai pris une chaise, je l'ai mise devant la fenêtre et j'ai grimpé.

J'étais maintenant un bon 50 cm plus haut, donc j'étais sûr qu'elle pouvait clairement voir mon pénis raide.

Elle l'a confirmé immédiatement en me donnant un coup de pouce.

J'ai recommencé à branler mes étalons durs alors qu'elle caressait sa chatte de haut en bas et taquinait ses mamelons avec son autre main.

Quand elle a finalement poussé lentement deux doigts dans son trou corné, j'ai dû retirer ma main de mon membre pendant un moment, sinon je serais venu. Mon pénis tressauta et sautilla de haut en bas sans que je le touche.

Je ne pouvais pas croire à quel point j'étais excité non seulement de regarder Chloé se masturber, mais de savoir qu'elle me regardait aussi !

J'étais toujours excitée !

Soudain, elle s'est assise, s'est retournée et a tendu ses fesses serrées vers moi. De la main gauche, elle caressa d'abord ses fesses. Enfin, elle a massé sa rosette bien visible avec son majeur et a lentement percé son sphincter.

La vue de son doigté son vagin humide et son anus corné en même temps était finalement trop pour moi.

Un orgasme incroyable traversa mon corps, de sorte que je pouvais à peine rester sur la chaise.

Elle avait tourné la tête sur le côté pour voir exactement comment mon sperme jaillissait de mon sexe et frappait contre la vitre de la fenêtre. Poussée après poussée, j'ai vidé mon pénis.

A ce spectacle, Chloé atteignit également son paroxysme.

Elle recula brièvement, puis tomba à plat ventre sur le lit, secouée de quelques violentes convulsions. Pendant un moment, elle resta allongée sur le ventre, abasourdie.

Après un bref répit, elle s'est assise, s'est retournée vers moi, m'a regardé droit dans les yeux et s'est léché le doigt.

Je lui ai soufflé un baiser, qu'elle a rendu.

Mon cœur a raté un battement.

J'ai senti ce geste comme si elle m'avait vraiment embrassé.

Ma Chloé ! Ma déesse!

Nous avons dit au revoir avec une courte salutation.

Le lendemain soir, la sonnette retentit.

Mes parents étaient à un concert d'Helene Fischer, j'ai donc dû ouvrir la porte moi-même. J'enfilai un pantalon de jogging et me précipitai en bas. Après avoir ouvert la porte d'entrée, j'ai failli tomber à la renverse contre l'armoire.

Devant moi se tenait Chloé !

Elle m'a souri pendant que ma bouche tombait et que je n'étais pas en mesure de la saluer.

"Je voulais te dire merci pour hier ! J'ai trouvé ça génial que tu me regardes. Mon orgasme est devenu beaucoup plus intense sous ton regard", a-t-elle expliqué.

Je ne pouvais toujours pas faire de bruit.

« Puis-je regarder votre fenêtre ? J'aimerais voir votre angle de vue de ma chambre.

Je hochai la tête en signe d'accord, toujours incapable d'émettre des sons humains. Elle avait l'air de penser que j'étais un singe sans cervelle.

Souriante, elle passa devant moi et monta les escaliers jusqu'à ma chambre mansardée. Je claquai la porte d'entrée et la suivis.

Quand j'ai atteint ma chambre, elle se tenait déjà devant ma fenêtre et regardait son propre royaume.

« Vous avez une bonne vue sur mon lit, » déclara-t-elle. Ses doigts cherchaient les restes de mon sperme sur la vitre.

Qu'est-ce que je devrais dire?

Salut? Terre à Harry. Veuillez envoyer des mots appropriés !

"J'espère que tu te masturberas plus pour moi et que tu me laisseras regarder," dit-elle en léchant son doigt avec les morceaux de sperme qui étaient encore collés à la vitre.

Tels auraient dû être mes mots !

"Euh... oui... avec plaisir," balbutiai-je.

Quelle absurdité était-ce? Terre à Harry, s'il vous plaît envoyez une phrase raisonnablement articulée et pas un babillage insensé.

Elle se retourna et me regarda droit dans les yeux.

Mes genoux menaçaient de céder.

« As-tu aimé que je te regarde faire ? elle a sondé.

"Oui, tout à fait," dis-je comme une première tentative d'une peine raisonnable. « Ça ne t'a pas dérangé, Chloé ?

"Mais au contraire. J'ai été étonnée de voir à quel point cela m'excitait", a-t-elle répondu.

"Cela me semble très déroutant," dis-je, plus susceptible de dire quelque chose et de rompre le silence.

"Nous sommes hermaphrodites."

"S'il te plait quoi?"

"Intersexué."

Je devais rarement avoir l'air stupide parce qu'elle riait de bon cœur.

"Je veux dire, on est un mélange d'exhibitionniste et de voyeur. Hermaphrodite, on aime se regarder, mais on a aussi besoin de ce sentiment d'être observé."

"Je ne l'ai pas vu de cette façon, Chloé."

« Mais c'est vrai, n'est-ce pas ?

"Hm."

"Tu aimes me regarder ?"

"Il n'y a rien dans ce monde que je souhaite plus."

Elle me sourit doucement, les yeux pétillants.

« As-tu aimé que je te regarde ?

"Il n'y a rien de plus beau dans ce monde que de sentir tes yeux sur mon corps."

Elle sourit à nouveau.

"La même chose m'est arrivée ! Nous sommes donc des hybrides", a-t-elle souri à cette déclaration.

Il y eut une pause plus longue pendant laquelle elle me regarda attentivement. Mes joues ont pris une légère rougeur.

"Eh bien, si nous aimons nous regarder, que diriez-vous de le faire juste en face l'un de l'autre. Raccourcissez la distance."

"Euh... qu'est-ce que tu veux dire ?"

« Nous pourrions le faire tout de suite ! Déshabillons-nous et regardons-nous le faire !

« Tu veux te masturber devant moi ? balbutiai-je.

"Oui, si je peux te surveiller aussi. Tu sais que nous sommes des hybrides ! Regarde et sois surveillé."

Je ne savais pas quoi dire. Mon corps a pompé du sang dans mon abdomen, mon pénis s'est raidi et pressé contre le tissu de mon pantalon de survêtement.

"Il aimerait ça," dit-elle avec un sourire narquois sur le visage, regardant le renflement dans mon pantalon.

"Tu as raison, Chloé," admis-je finalement. "Je ne pouvais rien imaginer de plus agréable."

"Génial ! Ça va définitivement être génial !" s'exclama-t-elle avec enthousiasme. "Comment devrions-nous faire? Voulez-vous vous asseoir sur le fauteuil et moi sur votre lit?"

"Euh... oui, s'il te plait," bégayai-je à nouveau.

Alors que j'étais encore en train de pousser le fauteuil devant mon lit, elle s'est rapidement déshabillée. Avant que je ne m'en rende compte, elle était assise complètement nue sur mon lit, les jambes écartées. Pendant un bref instant, je restai sans voix.

"Tu m'as vu pendant des années, n'est-ce pas ?"

"Euh... ouais..."

« Depuis combien de temps me regardes-tu ?

"Depuis 1792 jours."

"Tu le sais exactement ?"

"Oui, je n'oublierai jamais un seul jour."

Elle m'a lancé un regard qui a fait serrer mon cœur, mon pouls s'est accéléré et a mis de l'humidité sur mon front.

« Tu es mignon, Harry. Déshabille-toi !

J'ai rapidement enlevé ma chemise et baissé mon pantalon de survêtement, y compris ma culotte. Mon pénis avait atteint un degré de dureté qui ressemblait déjà à une arme.

Elle se pencha en avant et le regarda de près. Elle semblait scanner chaque veine, pli cutané et poils pubiens. Je me tenais parfaitement immobile, comme une statue grecque admirée par les touristes.

"Tu es magnifique," dit-elle en souriant, levant la tête et rencontrant mes yeux.

"Euh... merci," balbutiai-je à nouveau comme un petit enfant à qui l'on tend une tétine.

"Votre pénis aussi, au fait", a-t-elle ajouté.

Elle a souri.

J'étais sur le point de faire une crise cardiaque. Ma tension artérielle était probablement de 220/160, ma fréquence cardiaque était de 120.

Savait-elle ce que chacune de ses paroles faisait à mon corps ?

Elle se pencha en arrière, ramena ses jambes et posa ses pieds sur le bord du lit. J'avais une vue directe sur ses grandes lèvres ouvertes et je pouvais clairement voir que sa fissure brillait déjà d'humidité.

« Comment trouvez-vous mon vagin ? » demanda-t-elle en mettant les deux mains sur sa cuisse et en écartant ses lèvres extérieures avec un doigt de chaque main, de sorte que sa fente rouge foncé s'ouvrit encore plus.

"Vous avez été créé par Michel-Ange avant de retourner à l'Olympe, n'est-ce pas ?"

"Vous êtes douce."

Elle a commencé à caresser sa chatte humide de haut en bas avec sa main droite. Avec le majeur de sa main gauche, elle massa son clitoris, qui avait dépassé le pli cutané.

"Je veux te regarder aussi," dit-elle avec décision.

J'ai soigneusement enroulé ma main autour de ma bite dure. N'importe quel mouvement aurait déclenché mon orgasme instantané, j'étais déjà excitée.

"Oh ouais ! Tu as une bite incroyable ! J'aime vraiment ton pénis. Pourquoi ne me l'as-tu pas montré plus tôt", gémit-elle en enfonçant deux de ses doigts profondément dans son vagin.

« Regarde-moi me baiser pour toi et te le faire aussi ! haleta-t-elle en se pénétrant de ses doigts de plus en plus vite.

Moi aussi, j'ai commencé à travailler sur ma bite. Comme sous hypnose, je ne pouvais détacher mes yeux de ses doigts. J'ai entendu le fort claquement de ses doigts, j'ai vu l'humidité s'écouler de son vagin.

"Oh ouais ! C'est tellement cool. Branle ta bite dure, fais-le pour moi !" elle gémit bruyamment, retirant ses doigts de sa fente, les mettant tous les deux dans sa bouche et les suçant.

"Oh mon Dieu, je suis tellement mouillée ! J'adore te regarder", gémit-elle de désir tout en plongeant à nouveau ses doigts dans son trou dégoulinant.

"Est-ce que ça t'excite quand je lèche mon jus sur mon doigt?" demanda-t-elle en haletant tout en se léchant les doigts pour la seconde fois.

"Oh ouais et comment !" J'ai haleté aussi. "J'aime tout ce que tu fais. Une déesse ne peut pas faire d'erreurs."

"Vous êtes douce."

Elle glissa à nouveau avec délectation son index et son majeur dans sa fente, les retira et les lécha du bout de la langue.

"Oui! Lèche-la propre!" J'ai haleté.

"Tu me rends tellement excitée ! Je suis sur le point de jouir !" elle gémit de plus en plus fort alors qu'elle se doigtait de plus en plus vite, frottant son clitoris avec des mouvements rapides.

Un lourd parfum de sexe et de luxure flottait dans l'air.

Au bout d'un moment, Chloé était enfin prête !

"Oh mon Dieu ! J'arrive ! Ohh jaaaa !" cria-t-elle pratiquement. Avec un dernier "ohhhhhh" profond, elle se cabra. Son corps a traversé plusieurs convulsions sauvages alors qu'un jet de son sperme coulait sur mon lit.

Je l'ai regardée fascinée alors qu'elle claquait dans un orgasme vraiment intense juste devant moi qui semblait à peine s'arrêter.

Puis ça m'est venu aussi.

J'ai atteint mon point culminant en pompant mon sperme en giclées massives sur le sol, à travers le lit, frappant même sa cuisse.

Il a fallu un certain temps pour que nos corps se calment.

« Oh wow ! C'était vraiment un super orgasme !

Avec un sourire effronté, elle ajouta, "As-tu aimé Harry ?"

"Oh mon dieu, oui et comment !"

Elle écarta à nouveau ses lèvres.

"Ma chatte dégouline toujours !"

Elle frotta son trou humide avec trois doigts, répandant son jus sur ses poils pubiens blonds.

"Viens à moi, Harry," dit-elle tendrement.

Je me levai et m'assis à côté d'elle sur le lit. Elle m'attira vers le bas et pressa ses lèvres contre ma bouche.

C'était la première fois de ma vie que j'avais le droit d'embrasser une déesse !

Nos lèvres se séparèrent et nos langues commencèrent un jeu d'amour. Chaque contact créait un flash dans mon corps.

Elle a doucement caressé mon ventre avec ses ongles et s'est rendu compte que juste après le baiser, mon pénis sortait de nouveau de mon corps en pleine dureté.

"Tu es encore raide, Harry."

"C'est ce qui arrive quand une déesse s'implique avec un humain."

"Vous êtes douce."

Elle roula sur moi, attrapa mon pénis et le guida entre ses lèvres. Lentement, sans rompre le contact visuel, elle se baissa. J'ai pénétré sa grotte de plaisir centimètre par centimètre.

Elle posa ses mains sur ma poitrine et laissa son bassin tourner lentement. Elle semblait aimer cette position.

Elle a vite oublié à quel point elle venait d'arriver. D'avant en arrière, de haut en bas, d'avant en arrière, elle fit tourner ses fesses et entendit presque les anges chanter à nouveau, tellement elle était excitée par ce jeu.

J'ai massé son dos doux avec mes doigts.

Elle frissonna de la pointe des pieds au mamelon alors qu'elle sentait ma bite en elle, la dirigeant comme il se sentait le mieux avec une certitude somnambule. Quand j'ai mis en coupe ses seins fermes et pincé doucement ses mamelons gonflés, elle a été écrasée.

Contrairement au précédent, cet orgasme a lentement surgi, refluant un peu pour revenir plus intensément. Gémissant doucement, elle eut des frissons après les frissons et juste au moment où elle pensait que c'était fini, elle trembla à nouveau. Elle n'avait jamais rien ressenti de tel de toute sa vie.

Je suis resté complètement immobile en elle et j'ai apprécié les contractions de son corps. Venant juste de m'arroser, j'endurais encore.

Une douce langueur s'emparait de tous ses membres. Elle sentit un léger tiraillement pas inconfortable dans son vagin. Instinctivement, elle savait qu'après ce mont Everest des temps forts, elle ne reviendrait pas. Elle souleva son bassin pour se libérer de moi, rampa sur le côté et tendit ses fesses vers moi.

"S'il te plaît, baise-moi par derrière, ma chérie," souffla-t-elle.

Trésor? A-t-elle vraiment dit chérie ?

Je ne pouvais plus y penser car ma bite voulait retourner dans sa grotte chaude.

Alors je m'agenouillai derrière elle et la laissai volontiers me guider. Elle attrapa ma bite entre ses jambes et la guida doucement mais fermement vers sa fente. Alors que ma tête plongeait dans sa grotte, je poussai mes hanches vers l'avant. D'une poussée intense, je la pénétrai de toute ma longueur.

J'attrapai ses hanches et la poussai fort. Elle a griffé ses mains dans la literie et a essayé de retourner mes poussées avec une intensité égale. Je serrai plus fort, tournai mes hanches et variai le rythme. Je me suis lentement retiré vers sa porte, seulement pour frapper à nouveau.

Nos corps se sont écrasés sur mon lit comme deux grandes bêtes s'accouplant avec un rugissement.

Je suis venu peu de temps après !

J'ai pompé mon sperme dans son vagin avec d'énormes giclées. Chloé a commencé à trembler de partout, roulant des yeux et criant son orgasme.

Nous avons eu notre apogée en même temps et avons sombré dans une mer de lumières, d'étoiles et de feux d'artifice.

A ce moment, nous avons senti une bande invisible s'enrouler autour de nos corps. Nos âmes semblaient fusionner.

"Je t'aime Harry."

"Je t'aime depuis 1792 jours," répondis-je.

"Vous êtes douce."

Elle m'a tiré vers elle et nous avons fondu dans un baiser qui n'a jamais été autorisé à se terminer.

5

CONCEPT PLUVIEUX !

"Je suis là, enfin !"

Telles étaient mes pensées quand j'ai trouvé ce lac. La voie était une pure torture. L'allée forestière était totalement sablonneuse et avec le vélo, c'était plus qu'épuisant. De plus, toute la région était très vallonnée. Et comme il n'était ni indiqué ni visible de quelque façon que ce soit, je suis passé juste devant. J'ai dû me frayer un chemin à travers les buissons sur les derniers mètres. Après avoir trouvé le lac, au moins j'ai été indemnisé. C'était une idylle naturelle rarement connue.

Et c'était au milieu de nulle part, dans la partie la plus profonde et la plus solitaire de la Bavière. La particularité était que cet endroit romantique, contrairement à tous les autres lacs de la région, n'avait pas de nom.

Je suis tombé dans le sable et j'ai apprécié la solitude. C'était un endroit sans tracas.

Je voulais nager, mais malheureusement j'avais laissé mon maillot de bain à la maison. Alors je n'y suis allé que jusqu'aux chevilles. J'ai vu de petits poissons passer devant moi, ce qui était bon signe dans des lacs comme celui-ci. Alors que le crépuscule tombait lentement, je suis revenu.

Mais dès le lendemain, j'ai eu envie de retourner au lac, cette fois avec mon maillot de bain. Même si le chemin était épuisant, c'était bon pour la condition.

Comme par hasard j'ai retrouvé ma place, ce qui n'était pas si facile avec les buissons denses. Puis je me suis laissé tomber sur le sable et j'ai somnolé pendant une demi-heure. Puis j'ai eu envie d'aller dans l'eau. J'avais déjà mis le bikini à la maison. J'ai enlevé ma jupe et ma chemise.

Debout dans l'eau jusqu'aux genoux, mon besoin intérieur de liberté l'a emporté. Je me suis complètement déshabillé et j'ai jeté mon bikini au plafond. Je pense qu'il n'y a rien de plus agréable que de sentir l'eau fraîche d'un lac forestier sur votre peau nue.

J'ai attrapé quelques fous rires de loin, un signe que je n'étais pas seul.

Dois-je ramener le bikini ?

Non, je suis allé jusqu'au bout.

Mais je me suis arrêté un instant et j'ai regardé à 360° autour de moi. Il y avait bien du monde ici, mais ils étaient très dispersés. On pourrait presque dire que chacun avait sa baie ici. Et la plupart des gens ici semblaient également nus. Si je me souviens encore des piscines extérieures, où ils grattent tous autour de la piscine comme des poules pondeuses, c'est juste la liberté. J'ai aussi vu que le lac s'étendait pas mal le long. Bien plus que ce que je pouvais voir depuis mon petit espace.

Au retour, un nageur m'a dépassé assez rapidement. Il m'a salué. Pendant un moment, j'ai pensé que c'était un come-on, mais le gars voulait vraiment être amical, sinon il m'a à peine remarqué. Quand je suis rentré dans ma baie, je n'ai absolument pas ressenti le besoin de me couvrir. Je me sentais libre. c'était mon lac

Pour moi, c'était une attitude complètement différente de la vie que sur les plages nudistes avec leurs doubles standards. Là, où les mecs parcourent les rangs, fixant constamment les seins des femmes pour se branler secrètement plus tard.

Depuis ce jour, j'ai fait un pèlerinage à ce lac presque tous les jours. Une fois, j'ai rencontré une vieille femme qui, comme moi, tournait du chemin forestier vers le lac. On a parlé et elle m'a raconté un flashback. Elle avait maintenant soixante-dix ans et connaissait le lac depuis sa jeunesse. Elle a découvert qu'ici, elle pouvait échapper à la société textile. Quelques années plus tard sont arrivés les hippies et quelques '68ers. Ils se sont assis et ont chanté des chansons. Cela ne la dérangeait pas, mais elle avait peur que le lac ne devienne un attrape-fous. Depuis lors, elle a appelé le lac 'Hippie Lake'. Heureusement, l'intérêt pour le lac a également diminué. Et elle aimait toujours venir ici, même si son mari était méfiant et penserait qu'elle le trompait, mais d'un autre côté, il aimait aussi son bronzage complet.

C'est comme ça que j'ai eu des conversations avec quelques personnes. La plupart ont tendance à être sportifs. Parce que si vous ne pouvez pas faire du vélo ou du jogging, ou du moins faire de la randonnée comme la vieille femme, vous ne viendrez jamais ici. Et pour un vacancier de Majorque qui est en Allemagne pour économiser de l'argent, il y aura certainement trop peu d'action ici. D'autant plus qu'il n'y a ni route ni parking ici. Voici les personnes qui cochent différemment. Proche de la nature, sportive avec une préférence pour la nudité.

Le lac semblait encore avoir une signification pour les hippies, alors j'ai parfois entendu de la musique forte des années 70.

Il m'est aussi arrivé d'entendre un couple avoir des relations sexuelles et personne ne me démangeait. Je les ai regardés se faire dorloter tous les deux pendant quelques minutes, mais au final ce n'était rien de spécial !

Une expérience impressionnante a été celle de trois jeunes hommes qui sont arrivés dans un canot et ont traversé le lac en pagayant. Quiconque peut transporter un tel canoë sur des kilomètres à travers la forêt n'a plus besoin de s'entraîner avec des poids. J'ai été effronté une fois et j'ai demandé aux gars si je pouvais les accompagner, pas de problème. C'était une sensation formidable quand vous, en tant que femme, vous asseyez à l'avant avec le vent soufflant dans votre visage et trois gars musclés assis derrière vous et balançant les pagaies. Et tout nu. Mais je n'ai pas eu l'impression qu'ils se regardaient maintenant, même si nous nous scrutons un peu. Mais ce n'était qu'avec les yeux, sans arrière-pensées.

L'été touchait à sa fin. D'après la météo, ce devrait être la dernière journée vraiment chaude. Et encore une fois j'ai été attirée par le lac, entre-temps je n'ai même plus emporté mon bikini avec moi.

Alors qu'il était insupportable à Munich, le climat au bord du lac était plutôt agréable. Alors j'ai enlevé mes vêtements et je suis allé me rafraîchir. Alors que je nageais mes longueurs, un autre nageur m'a croisé. Je l'ai regardé dans les yeux pendant un moment, puis nous nous sommes salués. Alors qu'il passait à la nage, mon subconscient a dit : "Tu connais ce type". La voix, le visage. Mais je n'étais toujours pas sûr.

Quand je suis revenu à la plage, j'ai réfléchi un moment. Et pendant que je somnolais, le sou est tombé. C'était Patrick, le meilleur ami de mon grand frère. Il avait deux ans de plus et mon amour d'enfance non partagé. Malheureusement, il avait déménagé à Vienne pour étudier. Au début, j'avais le cœur brisé, mais comme nous le savons tous, le temps guérit toutes les blessures.

Que faisait encore Patrick à Munich ?

Mais, était-ce vraiment lui ?

Il avait l'air si différent, seuls ses yeux bruns brillants me réchauffaient encore l'estomac.

Comment dois-je savoir?

Demander aurait été stupide.

"Celui qui n'ose pas ne gagne pas" était ma formule.

Quand je l'ai vu glisser gracieusement dans le lac, j'ai spontanément plongé dans l'eau. J'ai fait mon chemin pour que nous nous croisions.

Nous nous sommes à nouveau souri.

'Maintenant ou jamais', ai-je pensé et je l'ai suivi.

C'était tout un défi, mais pendant une courte période, j'ai réussi. Quand il s'est retourné et est revenu vers moi, j'ai rassemblé mon courage.

"Tu n'es pas Patrick par hasard ?"

Il a arrêté de nager et m'a regardé.

« Oui. Comment me connais-tu ?

Je l'ai regardé et n'ai plus douté. Il l'était !

« Cool. Devinez quoi !

J'ai vu ses circonvolutions cérébrales fonctionner. Puis il a souri.

« Tu es Sarah, la petite sœur de Julian, n'est-ce pas ?

J'ai hoché la tête et lui ai souri.

"Quelle surprise. C'est vraiment toi."

Je l'asperge d'eau.

Nous avons nagé jusqu'au rivage, directement dans sa baie. Quand l'eau est devenue peu profonde, nous avons couru. Et quand l'eau était à hauteur de marche, j'ai dû jeter un coup d'œil rapide sur lui. Son corps mince et musclé accéléra mon pouls. Son sexe légèrement incurvé créait de la chaleur dans mon sexe.

Les souvenirs sont soudain revenus.

Comme j'avais été amoureuse de lui !

Nous nous sommes allongés dans le sable, rapprochés et avons regardé les nuages. Nous avons senti que nous avions beaucoup à nous dire. Ce que nous avons fait à l'époque et ce qui nous a attirés vers ce lac. Il a trouvé la nature et la tranquillité particulièrement importantes ici.

Ensuite, je n'ai plus pu me retenir. Il y avait un sujet qui m'avait accompagné pendant des années et n'avait pas été clarifié jusqu'à aujourd'hui.

"Tu te souviens de mon souhait d'anniversaire ?"

"Que veux-tu dire?" demanda-t-il curieusement.

« Mon quatorzième anniversaire. Tu t'es assis dans le jardin avec mon frère et tu m'as demandé ce que je voulais comme cadeau. Tu te souviens de ma réponse ?

"Oui, bien sûr, je ne l'oublierai jamais," répondit-il. "Tu voulais un baiser."

"Pourquoi ne m'as-tu pas embrassé ? C'était mon souhait d'anniversaire !"

"Je sais que je suis désolé. Tu avais l'air si jeune et fragile. Ton frère a ri et j'étais confus. Je pensais que c'était amusant, une caméra cachée ou quelque chose comme ça."

"J'ai été vraiment déçu."

"Je suis désolé."

"Ce n'est pas mon anniversaire aujourd'hui," dis-je d'une voix calme. "Mais tu peux exaucer mon souhait d'autrefois. Tu me dois un baiser !"

"D'accord, mais c'est mon cadeau."

"Que veux-tu dire?" ai-je demandé avec surprise.

« J'ai dicté la manière du baiser, d'accord ?

"Bien sûr, ton don, tes règles."

"Oui, mais ça devrait au moins être un baiser français."

Il a dû rire.

« Tu es toujours la Sarah que je connaissais !

À ce moment-là, je n'étais pas vraiment consciente que le terme 'French kiss' pouvait être interprété différemment. Ici, ma bouche était en effet plus rapide que mon cerveau. Je restai là, complètement détendue et sans aucune arrière-pensée pendant qu'il rampait vers moi et me souriait de façon séduisante. Je m'attendais à ce que ses lèvres s'approchent de ma bouche pour payer la dette du baiser.

Mais je me trompais!

Avec ses mains douces, il saisit mes cuisses et écarta mes cuisses. Mes lèvres s'écartaient légèrement. Il s'est agenouillé entre mes jambes et a approché mes parties intimes avec son visage.

"Que faites-vous?" demandai-je, surpris.

"Mon don, mes règles, tu te souviens ?"

« Mais n'êtes-vous pas trop profond pour un baiser ?

"Ai-je dit quelles lèvres j'embrasserais? Vous avez aussi deux beaux spécimens humides ici."

"Bunker," dis-je, souriant à sa joue.

"Mais je vais exaucer votre souhait. Vous obtenez un baiser français, très humide en plus."

Puis j'ai senti sa bouche embrasser mon vagin.

Puis c'est venu, la langue !

Il a touché mon clitoris et j'ai dû gémir brièvement. Mais la langue n'a pas disparu à nouveau. Comme un baiser français, il la mit en mouvement. Il a encerclé mon clitoris et mes lèvres.

« OK ! OK. Vous avez racheté votre dette d'honneur.

Mais Patrick n'a pas pensé à mettre fin au baiser français !

Au contraire, il a utilisé mon clitoris comme contre-langue pour l'encercler. Je voulais le repousser. Mais je me suis retrouvé faible, littéralement.

Dans quelle situation me suis-je mis ici ?

Comment sortir d'ici indemne ?

Mais je ne le pensais vraiment plus. Pour être honnête, je me suis juste allongé devant lui et j'ai apprécié le baiser français. J'ouvris encore plus mes cuisses et m'avançai un peu vers lui. Il caressa mon ventre avec ses mains et explora mes zones érogènes. Mais je ne comprenais plus vraiment.

Les sensations dans mon abdomen dominaient. Je gémissais bruyamment maintenant. Et si lentement j'ai senti mon orgasme arriver.

Il semblait le reconnaître.

Il arrêta un instant le mouvement de sa langue et resta, mais sans se détacher de mon embarras.

Lorsqu'il a senti que la vague s'était de nouveau calmée, il a continué à deux fois l'allure. A partir de maintenant, il n'a donné aucune pitié, léchant, embrassant et suçant constamment mes parties intimes.

Alors je suis venu !

Mon orgasme me submergea.

J'ai vu des étoiles colorées, j'ai senti ma tension artérielle faire des sauts périlleux. Mes yeux sont devenus noirs pendant un moment alors que je ressentais des sentiments aussi merveilleux que jamais auparavant dans ma vie.

Mon abdomen tremblait et tremblait si fort qu'il avait du mal à retenir le baiser. Alors que le tremblement diminuait, il retira ses lèvres de mon vagin. Il a levé la tête, m'a souri et s'est léché la bouche du bout de la langue. J'étais encore un peu interloquée à ses côtés et savourais la décoloration de mes ondes orgasmiques.

"Oh, je suis vraiment désolé. Je ne savais pas que tu tremblais comme ça quand tu t'embrassais."

Pendant un moment, je suis resté sans voix. C'était moi qui avais habituellement la langue pointue.

« Dois-je te dire quelque chose, espèce de canaille ? Tu n'as pas l'air d'être désolé du tout. Sinon, tu aurais pu me demander si je vais toujours bien ?

"Je l'ai fait, le langage corporel avec toi a très bien fonctionné."

À ce stade, sa langue était juste plus pointue.

"Eh bien, maintenant tu es sans voix. Tu pourrais en fait, eh bien, comment devrais-je dire, tu pourrais aussi me donner quelque chose pour mon anniversaire. Quid pro quo, tu vois ce que je veux dire ?"

"As ? Voulez-vous aussi un baiser français ?"

« Bien sûr, quel homme ne le ferait pas ?

"Je n'embrasse pas tous les hommes !"

"Alors prouve-moi que je ne suis pas n'importe quel homme pour toi."

"Tu es méchant!"

"Non, cool ! Regarde comme mon pénis est dur. Il serait très content d'un baiser français."

Nous avons tous les deux ri.

J'ai dû retourner à l'intérieur de moi-même.

Est-ce que je voulais vraiment faire ça ?

devrais-je le faire

J'étais perdu pendant un moment.

À la fin, j'ai pensé, eh bien, je vais le faire, je vais lui rendre service.

Je me suis déplacé dans une meilleure position et j'ai attrapé son phallus excité.

"Il se sent bien," soufflai-je, vraiment impressionné par la taille et l'épaisseur de sa queue.

"Votre main se sent bien aussi, je suis curieux de savoir si votre langue est aussi confortable."

"Vous êtes méchant!"

"Tu es timide parce que je ne sens encore rien sur mon pénis."

Je l'ai mordu très doucement au gland.

"Aïe. Tu confonds quelque chose. La langue est la chose douce au milieu de ta bouche."

"Merci, je connais déjà l'anatomie !"

J'ai léché le gland une fois, j'ai arrêté ce que je faisais et je l'ai regardé d'un air effronté.

« Qu'est-ce que c'est ? Pourquoi ne continuez-vous pas ? » demanda-t-il en haussant un sourcil.

"Oh, tout à coup, je n'en ai plus vraiment envie."

J'ai souligné cela de manière si taquine que l'intention des mots était assez claire : je voulais jouer un peu plus avec lui !

"Pourquoi alors?"

"Alors je vais vous l'expliquer. Avant qu'une femme mette le pénis d'un homme dans sa bouche, elle veut entendre qu'elle est quelque chose de spécial. Alors pensez à un compliment et je ferai de mon mieux."

Il a souri. Ses yeux étaient magnifiques.

"Sarah, même alors tu étais la plus belle fille que j'aie jamais vue. Vous êtes la Joconde des filles, unique et magnifique.

La petite princesse de rêve est devenue une femme vraiment attirante et très érotique."

Ses paroles m'ont pris un moment de plaisir. Mon cœur se serra comme si une main invisible me serrait. Mon pouls s'est accéléré, ma tension artérielle a augmenté.

Ce sont les plus beaux compliments que j'aie jamais entendus de la part d'un homme. Et ces mots sont venus de Patrick, mon amour d'enfance. Je devais faire attention à ne pas pleurer.

"Tu... euh... c'était magnifique," balbutiai-je. "Tu mérites vraiment un baiser français maintenant."

J'ai remarqué qu'il s'agitait lentement. Une autre interruption aurait certainement irrité son pénis. Mais je ne voulais pas gâcher ça avec ses organes génitaux, qui sait pourquoi j'aurais besoin de lui d'autre.

Plein de sensations, j'ai léché son arbre dur de haut en bas avec le bout de ma langue. J'ai senti à quel point il était très sensible, surtout sur le dessous. J'ai embrassé son scrotum avec mes lèvres, jouant avec ses couilles. Il ferma les yeux et se laissa tomber.

J'ai alterné mes mains entre son manche, que j'ai déplacé d'avant en arrière, et ses couilles.

J'entourai son gland de mes lèvres et laissai danser ma langue. Je suis souvent resté coincé sur le ruban et j'ai joué avec. Patrick a littéralement fondu.

Alors que je passais ma langue sur l'ouverture, je pouvais clairement l'entendre haleter. Je me sentais en contrôle de lui et j'ai augmenté le rythme. La langue alterne constamment entre le frein et l'ouverture, ainsi qu'encerclant occasionnellement le gland.

En attendant, Patrick pouvait difficilement être retenu. Je pouvais sentir son cul serré trembler sous moi, poussant sa queue dans et hors de ma bouche. Pendant un moment, j'ai pensé à ce que je pouvais faire d'autre pour lui en guise de faveur, mais à ce moment-là, il a atteint son apogée.

J'étais juste à temps pour retirer son pénis de sa bouche quand il a giclé son sperme dans le sable pendant que je me branlais.

"Quelqu'un semble avoir aimé son cadeau d'anniversaire."

"J'aimerais avoir un anniversaire tous les jours."

"Moi aussi."

Ce furent de merveilleux moments ensemble. Je me sentais juste à l'aise avec lui, je n'avais ni honte ni timidité.

Nous sommes ensuite retournés dans l'eau pour nous rafraîchir; nagé quelques longueurs.

"Au fait, je voulais dire ce que j'ai dit avant. Tu t'es révélée être une femme très attirante."

"Merci, vous m'embarrassez."

Il a souri et a pris ma main et l'a serrée comme s'il créait un lien invisible qui nous unirait pour toujours. Nous sommes restés ainsi quelques minutes avec juste quelques mouvements.

Arrivés à nouveau dans sa petite crique, nous nous sommes allongés sur le sable.

J'ai senti à ce moment précis que quelque chose s'était créé entre nous ou existait depuis longtemps.

Nous étions allongés sur le dos, regardions le ciel, ne parlions pas et profitions de la proximité physique les uns des autres. Puis nous nous sommes remis à parler. Exactement où nous vivions, ce que nous faisions et ce que nous prévoyions de faire à l'avenir.

"Eh bien, soyons honnêtes. As-tu vraiment repensé à moi après que j'ai déménagé à Vienne ?" Il a demandé.

"Mais déjà. Très souvent même. Contrairement à toi, tu ne m'as même pas reconnu quand je t'ai parlé !"

« Qu'est-ce qui t'a rendu si sûr que c'était moi de toute façon ?

"Tes yeux."

Maintenant, j'ai commencé à lui demander quelque chose.

"Et de quoi d'autre peux-tu te souvenir de notre époque alors ?"

« Tu étais si jeune, si timide et fragile. J'avais peur de te parler, tu rougissais toujours facilement."

"Je t'ai semblé timide ?"

« Tu avais quatorze ou quinze ans, donc c'est normal d'être timide, n'est-ce pas ?

Nous nous sommes souri, nous rapprochant comme si nous étions les pôles d'un aimant qui s'attirait inévitablement l'un vers l'autre.

Il passa sa main dans mes cheveux et les caressa en arrière. Puis il s'est approché avec son visage jusqu'à ce que nos lèvres se touchent et se rejoignent dans un baiser.

J'ai été exposé à une montagne russe d'émotions.

Les sentiments que j'avais déjà surmontés sont revenus. Le même engouement amoureux. Pourrait-il être plus?

Ou est-ce juste les hormones du bonheur que le soleil a libérées en moi aujourd'hui ? Ce n'était pas encore tout à fait clair pour moi. Et peut-être, pensai-je, que le lendemain je me détesterais pour ce dans quoi je m'étais embarqué.

Alors qu'il m'embrassait, ses doigts caressaient mon corps. Il a touché mes seins, jouant avec mes mamelons jusqu'à ce qu'ils sortent fort de mon corps. Puis ses doigts dansèrent sur mon ventre plat et peu après atteignirent mon triangle pubien.

J'écarte les jambes.

Il reconnut cela comme une invitation et caressa tendrement mon clitoris.

J'étais presque étourdie d'excitation. Tout tournait, je semblais manquer de plaisir.

"Je te veux, Patrick," soufflai-je. "Mais ça ne marche pas."

"Pourquoi?"

"Je n'utilise pas de contraception, ou tu veux entendre le rembourrage de la cigogne ?"

Patrick s'est tourné sur le côté, a sorti un préservatif de sa poche et l'a tenu sous mon nez avec un sourire.

"Soso, un jeune homme préparé."

J'ai guidé sa main directement vers mon vagin. C'était le point de non-retour. Au moins moralement.

Mais je voulais le sentir en moi. Son doigt a fait du bon travail et après seulement quelques minutes, je me suis senti physiquement prêt.

J'ai glissé le préservatif sur son énorme pénis.

Comme il était déjà allongé sur le dos, j'ai été autorisé à commencer par ma position préférée : le cavalier.

Je me suis assis sur lui et j'ai joué avec sa bite pour qu'il me caresse les lèvres. Mais je ne l'ai pas encore laissé entrer.

J'ai regardé dans ses yeux. Ses yeux communiquaient avec moi. Ils avaient l'air dans l'attente. Ils m'ont dit de le laisser enfin entrer. Je pourrais toujours être une bête. Et donc j'ai encore bougé mon abdomen très doucement. J'avais espéré qu'il me demanderait, me défierait ou me pénétrerait avec dominance.

Mais rien n'est venu sauf ce regard amoureux.

"Ose-tu?" demandai-je taquin.

Ses mains se sont immédiatement posées sur mes fesses et il les a poussées vers le bas. D'une main, il positionna brièvement sa queue. Je n'ai pas résisté, j'ai voulu être guidé. Il l'a fait maintenant.

Et il a bien fait. Petit à petit, il s'est glissé dans mon vagin.

Ça fait du bien!

Quand il fut complètement en moi, nous nous attardâmes un moment. J'ai apprécié la sensation. Nous avons joué avec les yeux.

"Qu'est-ce que tu m'as fait ici, sale coquin ?" lui demandai-je d'une voix érotique. J'ai léché mes lèvres et j'ai commencé très doucement les mouvements d'équitation.

"Je t'aidais juste. Tu avais un tel air suppliant que tu voulais être baisé."

"Vous pouvez lire dans les pensées."

"C'était facile à repérer."

Lentement, les mots n'étaient plus clairs, mais incorporés dans des bruits de respiration audibles. J'ai senti son sexe palpiter.

"Juste la façon dont tu t'y prends. Comme tu veux m'ennuyer. Cela ressemblait à un jeu de luxure."

"Je joue?"

"Oui ! Mais c'est un jeu dangereux"

"Oh! J'adore les jeux dangereux."

Je me suis penché vers lui et lui ai donné un baiser qui exprimait tout mon désir et mon amour. Puis j'ai commencé à faire les cent pas plus vite, faisant entrer et sortir sa queue. Ça fait du bien. Il a également commencé à utiliser ses mains. Il caressa mon clitoris d'une main et attrapa mes seins de l'autre. Inconsciemment, j'ai réalisé qu'il venait juste de la toucher pour la première fois, si tard dans l'acte. Les hommes attrapent généralement mes seins en premier.

J'avais tout oublié autour de moi.

Je m'en foutais si quelqu'un m'entendait non plus. En cas de doute, cela n'avait pas d'importance ici. Je l'ai monté comme s'il n'y avait pas de lendemain. Et son doigt m'a rendu fou.

C'était cool, le jeu de la luxure.

Nous sommes allés plus vite. Et plus rapide. Et je pouvais sentir sa bite palpiter en moi, se contracter. Alors que le sperme traversait son tronc dans le caoutchouc.

Il haletait et respirait rapidement et irrégulièrement.

Alors que son apogée s'estompait, il s'est assis épuisé.

Malheureusement, ça ne me suffisait pas, mais je me suis d'abord laissé tomber sur lui. Patrick s'était peu à peu acclimaté.

"Hé, mais le jeu dangereux n'est pas encore terminé !"

"Soso, le gentil petit diable en veut plus."

Je mordis son épaule de façon démonstrative.

"Oui ! C'est ce que vous avez !

« Avant, tu étais une fille timide.

« Oh non, pas de nostalgie s'il vous plaît. Allez, montrez que vous êtes un vrai homme et que vous pouvez le supporter. Oh non, ne bouge pas !"

J'ai retiré le préservatif et pris soin de son pénis avec amour. Bizarrement, le sperme ne me dérangeait pas, au contraire, je m'en fichais. C'était bon.

J'ai léché, grignoté, sucé et joué avec sa tête.

Comme Patrick était déjà venu deux fois, il a fallu un peu plus de temps pour l'exciter à nouveau. Mais le combat en valait la peine. J'ai trouvé le plus beau moment où il s'est lentement redressé. Où vous pouviez voir le bon morceau de valeur se remplir de sang.

Je l'ai regardé avec des yeux de chien et je voulais poser une question, mais il semblait connaître mes pensées.

"Désolé, mais je n'ai pas de deuxième préservatif avec moi."

J'ai lâché sa queue et l'ai regardé profondément dans les yeux.

"Mais je veux quand même venir," dis-je, déçu.

"Alors insérez-le, c'est prêt."

« Vous êtes conscient que cela peut être un jeu très dangereux. Je n'utilise pas de contraceptifs", expliquai-je.

J'ai commencé à lui gratter doucement le ventre avec mes ongles. Parfois je le piquais aussi.

"Oui, ma douce et bien-aimée déesse," dit-il plein d'émotion. "Je suis conscient de la responsabilité et je serai prudent."

déesse bien-aimée ?

A-t-il ressenti les mêmes sentiments que moi ?

Sa demi-déclaration d'amour m'a enlevé toutes les inhibitions.

Je m'allongeai sur le dos, écartai les jambes et lui souris avec défi.

Il rencontra mon regard et s'agenouilla entre mes cuisses. Son gland gonflé caressa mes épais poils pubiens et chercha l'entrée de ma colonne.

Je le sentis glisser lentement son pénis dans ma fente réceptive. Pleine de gourmandise et de luxure, j'appréciais la façon dont j'étais comblée morceau par morceau par son membre dur.

C'est exactement le moment le plus excitant pour moi.

J'ai fermé les yeux et je voulais juste profiter, être paresseux pour ainsi dire et ne pas me forcer.

Patrick a bien rempli son rôle. Il n'était pas si rapide, ni trop lent, j'ai pu le suivre et me détendre. Aucun de nous ne semblait prêt à venir de sitôt.

Patrick après deux temps forts quand même.

Beaucoup de temps a passé dans cette position.

Beaucoup de temps !

Et c'est exactement ce dont j'avais besoin. À un moment donné, j'ai commencé à sentir les premiers signes d'un nouveau sommet qui était encore loin.

Alors que je ne respirais qu'intensément jusqu'à présent, j'ai maintenant commencé à gémir doucement. Cela a également incité Patrick à aller un peu plus vite.

Soudain, j'ai senti une goutte sur mes paupières. Rien d'inhabituel, probablement juste une goutte de sueur de Patrick. Puis vint le deuxième. Et le troisième. Un nombre saisissant.

Il a commencé à pleuvoir!

"Oh, merde," l'ai-je entendu dire. Je pouvais le sentir essayer de se sortir de l'affaire, mais j'enroulai mes jambes autour de son dos, l'empêchant de s'éloigner de moi.

"Je n'aime pas les mauviettes. Seuls les vrais hommes !" dis-je sévèrement, lui faisant signe de continuer à me baiser.

Pratiquement la pluie n'avait pas d'importance au début, que nous soyons mouillés de sueur ou de pluie n'avait pas d'importance. Alors je suis aussi devenu actif dans la position inférieure du missionnaire et j'ai continué à étirer mon bassin vers lui. Mon orgasme n'était pas loin.

Il augmenta le rythme. Je sentais que je serais bientôt prêt.

Je descendis ma main et touchai mon clitoris. Soudain, l'orgasme était là. Et comment il était là.

J'ai littéralement crié. J'ai haleté. Je me suis secoué. Je l'ai senti trembler. Je l'ai surtout senti trembler. Je l'entends haleter. Nous avons tremblé ensemble. Nous nous sommes embrassés intensément. Nous respirions toujours rapidement. J'ai apprécié la bite en moi pendant un moment. Nous nous sommes câlinés. J'ai eu un sentiment incroyablement bon. J'étais heureux.

Malheureusement, la réalité nous a rattrapés.

Distrait par la pluie et mon orgasme intense, il a oublié de retirer son pénis de mon vagin à temps.

Il a pompé son sperme dans mon vagin fertile !

A-t-il remarqué ?

"Je dois aller chercher mes affaires !" J'ai crié, bondi et plongé dans le lac. Alors que je nageais jusqu'à ma crique, j'ai senti son sperme s'écouler de ma fente.

Comme je le craignais, mes vêtements étaient complètement trempés. Seule ma serviette dans le sac à dos était encore sèche. Mais quoi qu'il en soit, j'ai enfilé ma jupe et mon t-shirt mouillé, préparé mon sac à dos et poussé mon vélo à travers la forêt.

Patrick m'attend déjà à l'allée forestière.

Nous nous sommes fait face.

« Je voulais te le dire depuis des années, Sarah. Je t'aime !

C'est alors que je lui ai sauté dessus. Comme Dino avec les Pierrafeu quand Fred est rentré. Il avait du mal à ne pas tomber. Mais il maîtrisait cela. je l'ai embrassé

"Je t'aime depuis aussi longtemps que je me souvienne, Patrick."

Je l'ai littéralement serré dans mes bras et embrassé son visage, il l'a rendu. Nous nous sommes caressés pour toujours tandis que la pluie a complètement trempé nos corps. Mais nous n'avons rien ressenti de tout cela.

La rencontre au bord du lac remonte maintenant à deux ans.

Heureusement, nos chemins ne se sont plus séparés.

Nous avons maintenant un appartement ensemble et une fille de quatorze mois.

Le lac et la pluie ont forgé notre chance.

Un amour qui j'espère durera toujours.

www.ingramcontent.com/pod-product-compliance
Lightning Source LLC
LaVergne TN
LVHW010551160826
845677LV00013B/3081

* 9 7 9 8 3 5 2 7 4 0 9 7 2 *